矯正歯科技工・小児歯科技工

歯科技工学実習トレーニング

関西北陸地区歯科技工士学校連絡協議会 編

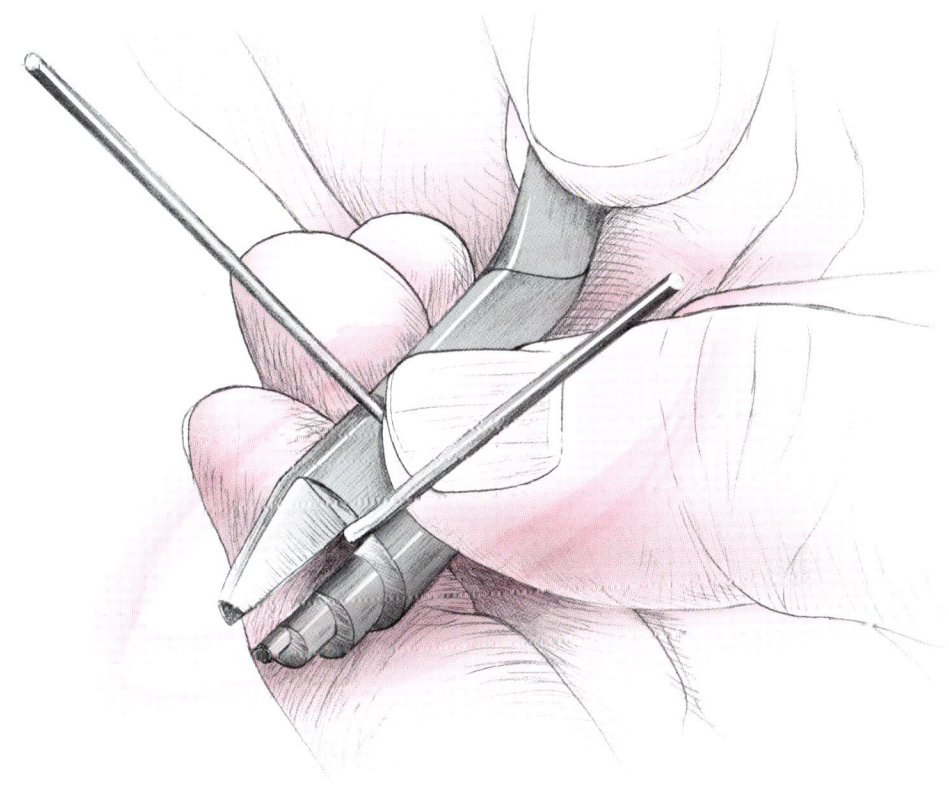

医歯薬出版株式会社

関西北陸地区歯科技工士学校連絡協議会

京都歯科医療技術専門学校
大阪大学歯学部附属歯科技工士学校
大阪歯科大学医療保健学部口腔工学科
新大阪歯科技工士専門学校
東洋医療専門学校
日本歯科学院専門学校
富山歯科総合学院

科目担当編集委員（2023年1月現在，五十音順）

有本　順一（主担）
石田　真里
大石　直之
森口　尚紀

This book is originally published in Japanese
under the title of:

KYOSEI-SHIKA-GIKO　SHŌNI-SHIKA-GIKO
SHIKAGIKOGAKU JISSHU TORENINGU
(Training of Dental Technology
—Dental Technology for Orthodontic Appliances and Pedodontic Appliances)

Editor:

KANSAI-HOKURIKUCHIKU SHIKAGIKOSHIGAKKO
RENRAKU-KYOGIKAI

© 2011 1st ed.

ISHIYAKU PUBLISHERS, INC.
7-10, Honkomagome 1 chome, Bunkyo-ku,
Tokyo 113-8612, Japan

発刊の序

　1978年に関西地区歯科技工士学校連絡協議会の編集で発刊されて以来，『歯科技工学実習帳　矯正歯科技工学・小児歯科技工学』は幾度となく内容の追加や変更を繰り返しながら，関西地区以外においても多くの養成機関・学生に活用されてきた．その一方で，この間，歯科技工士教育においてさまざまな見直しがなされ，教育・指導の基準とされてきた教本（全国歯科技工士教育協議会編）は2006年に抜本的な改訂が行われ，「新歯科技工士教本」として刷新された．また，「歯科技工士国家試験出題基準」も見直され，2012年から新出題基準による国家試験が実施される予定である．そこで，「実習帳」についても現在の教育内容に沿ったものとするために再編集を行った．

　本書の編集にあたっては，各養成機関の実習内容の情報を収集するためにアンケートを行い，検討し，編集作業を開始した．アンケートの結果をみると，実習時間が限られているなかで，この分野に必要とされる線屈曲やろう付け，常温重合レジンの築盛などの基本操作が必要とされる装置の製作を中心に行われていることがわかった．ただし，ほぼ全般的にこれまでの実習帳に記載されている内容の範囲であったため大きな変更はせず，実施の割合が高いものについて一部写真のリニューアルやイラストの修正を行った．なかには，実習を行っている養成機関は少ないが，「小児歯科技工」の乳歯冠のように，既製冠を特殊な技法を用いてより良好な適合・形態にする方法など今後も知識として伝えておきたい内容もあり，これらも一部残して発刊するに至った．また，記載内容は新教本にできる限り合わせ，わかりやすいものになるよう心がけた．ただ，養成機関によって使用材料や製作方法が多少異なることも予想されるため，注意点や用語説明の有無にかかわらず各ページに「check point」を設け，余白とともに学生自身がメモできるようなレイアウトとした．

　養成機関の減少に伴う諸事情により限られた人数の委員による編集作業となり，また，製作期間も限られていたこともあり，不十分な点もあろうかと思うが，大いに活用していただき，今後内容の充実をはかるためにもご意見・ご要望を賜り，次の改訂に備えたいと考える．

平成23年3月

関西北陸地区歯科技工士学校連絡協議会

科目担当編集委員　浦野　弘司（主担）

石田　眞里，大石　直之

小城　由佳，河崎　一成

鈴木　寛，吉岡　裕記

矯正歯科技工・小児歯科技工
歯科技工学実習トレーニング
CONTENTS

矯正歯科技工

Ⅰ 線屈曲と自在ろう付け

a 線屈曲 - ① ……3
1. 「A」の屈曲……4
2. 「B」の屈曲……4
3. 「C」の屈曲……4
4. 「D」の屈曲……4

b 線屈曲 - ② ……5
1. Box loop……6
2. Vertical loop……6
3. T loop……6
4. Active Ω loop……6
5. L loop……6

c 自在ろう付け ……7
1. ろう付け部の印記……8
2. 炎の調節……8
3. ろう付け……8
4. 研 磨……9
5. 完 成……9

Ⅱ 唇・舌側弧線装置

a 舌側弧線装置 ……11
1. 模型の製作……12
2. 維持バンドの調整……12
3. 作業用模型の製作……13
4. 維持チューブのろう付け……14
5. 主線の設計……16
6. 維持装置の脚部の屈曲……17
7. 主線の屈曲……18
8. 主線と脚部のろう付け……19
9. 補助弾線のろう付け，屈曲……20
10. 研 磨……22
11. 完 成……22

b 唇側弧線装置 ……23
1. 模型の製作……24
2. 維持バンドの調整……24
3. 作業用模型の製作……24
4. 頰面管のろう付け……24
5. 唇側弧線の屈曲……25
6. 研 磨……25
7. 完 成……25

c 顎間固定装置 ……26
1. 模型の製作……28
2. 維持バンドの調整……28
3. 作業用模型の製作……28
4. 舌側弧線装置の製作……28
5. 唇側弧線の製作……28
6. フックのろう付け……28
7. ストッパーのろう付け……29
8. 研 磨……29
9. 完 成……29

Ⅲ 床矯正装置

a ホーレーの保定装置 ……31
1. 作業用模型の製作……32
2. 外形線の記入……32
3. 維持装置（接歯唇側線）の屈曲……34
4. 維持装置（アダムスのクラスプ）の屈曲……34
5. レジン床の製作……36
6. 研 磨……38

⑦ 完　成……39

b 咬合挙上板，咬合斜面板 …………40
① 作業用模型の製作……41
② 外形線の記入……41
③ 接歯唇側線の屈曲……41
④ 維持装置の屈曲……41
⑤ レジン床の製作……42
⑥ 研　磨……45
⑦ 完　成……45

c 拡大装置 ……………………46
① 作業用模型の製作……47
② 外形線の記入……47
③ 維持装置の屈曲……48
④ 拡大ネジの適合……48
⑤ レジン床の製作……49
⑥ 研　磨……49
⑦ 床の分割……50
⑧ 完　成……50

Ⅳ　機能的顎矯正装置（アクチバトール，F.K.O.）
① 作業用模型の製作……52
② 構成咬合採得……52
③ 咬合器装着……52
④ 外形線の記入……53
⑤ 誘導線の屈曲……54
⑥ ワックス仮床の形成（上顎，下顎）……55
⑦ 誘導線の取り付け……56
⑧ ワックスパターンの形成……56
⑨ 埋没，重合……56
⑩ 研　磨……57
⑪ 完　成……57

Ⅴ　リップバンパー
① 模型の製作……60
② 維持バンドの調整……60
③ 作業用模型の製作……60
④ 頬面管のろう付け……60
⑤ 唇側弧線の屈曲……61
⑥ ストッパーの製作……61
⑦ バンパー（受圧板）の製作……62
⑧ 研　磨……62
⑨ 完　成……62

Ⅵ　顎態模型
① 印象採得……64
② 石膏の注入……65
③ 計　測……65
④ 基底部の石膏追加……66
⑤ 模型の調整……67
⑥ 歯肉頬移行部，各小帯部の調整……68
⑦ 模型の乾燥……68
⑧ ソーピング……68
⑨ 完　成……69

小児歯科技工

Ⅰ　乳歯冠
① 作業用模型の製作……74
② 咬合器装着……74
③ 歯型の製作……74
④ ゴムリング内での印象……75
⑤ メロットの注入……76

CONTENTS

⑥ メロットダイの完成……76
⑦ 陰型の製作……77
⑧ メロットの割り出し……78
⑨ 乳歯用既製金属冠の選択……78
⑩ 咬合面の打ち出し……79
⑪ 歯頸部の調整……80
⑫ 乳歯冠全体の打ち出し……80
⑬ 歯頸部の適合・研磨……81
⑭ 完　成……82

Ⅱ 保隙装置

a クラウンループ保隙装置 …………83
① 模型の製作……84
② 乳歯冠の製作……85
③ 作業用模型の製作……86
④ 設　計……87
⑤ リリーフ……88
⑥ ループの屈曲……88
⑦ ろう付け……90
⑧ 研磨・完成……90

b ディスタルシュー保隙装置 ………91
① 作業用模型の製作……92
② 乳歯冠の製作……92
③ シューの設計……92
④ ディスタルシューの製作……94
⑤ ディスタルシューの適合……94
⑥ 固定・埋没……95
⑦ ろう付け……96
⑧ 研磨・完成……96

c 可撤保隙装置（小児義歯）…………97
① 作業用模型の製作……98

② 咬合器装着……98
③ 床外形線の設計……98
④ 維持装置の製作……100
⑤ 人工歯排列……101
⑥ 歯肉形成……102
⑦ 床の製作……103
⑧ 研　磨……104
⑨ 完　成……105

d 舌側弧線型保隙装置（リンガルアーチ）……………106
① 作業用模型の製作……107
② 維持バンドの製作……107
③ 主線の設計……108
④ 主線の屈曲……109
⑤ 固定・埋没……109
⑥ ろう付け……110
⑦ 研磨・完成……110

Ⅲ スペースリゲイナー

① 作業用模型の製作……112
② 外形線の設計……112
③ 維持装置の屈曲……113
④ 拡大ネジの固定……113
⑤ 床の重合……114
⑥ 床の分割……116
⑦ 研　磨……117
⑧ 完　成……118

矯正歯科技工

I 線屈曲と自在ろう付け

a 線屈曲 - ①

〔実習の概要〕
矯正用線の曲げ方，特に各種プライヤーの扱い方を理解，習得する．

●使用材料
(1) 直線 0.9 mm の矯正用線（30 cm）

●使用機器
(1) 色鉛筆または油性ペン　　　　　　　　(2) ピーソープライヤー
(3) ヤングのプライヤー　　　　　　　　　(4) ワイヤーニッパー

Ⅰ 線屈曲と自在ろう付け

a 線屈曲-①

〔製作順序〕

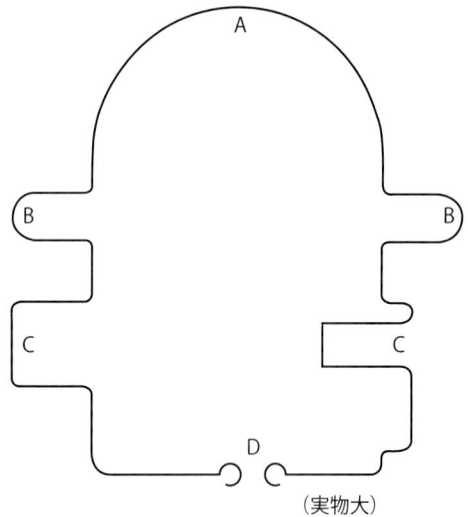

（実物大）

❶ 「A」の屈曲

① プライヤーは用いず，すべて手指で屈曲する．

② 色鉛筆または油性ペンで矯正用線の中央に印をつけ，この印を円弧の中央として屈曲する．

❷ 「B」の屈曲

① ピーソープライヤーまたはヤングのプライヤーを用いて屈曲する．

❸ 「C」の屈曲

① 矯正用線を直角に鋭く屈曲する．

② ピーソープライヤーまたはヤングのプライヤーを用いて屈曲する．

❹ 「D」の屈曲

① ピーソープライヤーまたはヤングのプライヤーを用いて屈曲する．

Check Point!

「A」はアクチバトール（F.K.O.）の誘導線，床矯正装置の接歯唇側線および唇側弧線の屈曲を想定したものである．

「B」は唇側誘導線の犬歯部のループなどのような，比較的小さいループの屈曲を想定したものである．

「C」はアダムスのクラスプの水平部の屈曲を想定したものである．

「D」は誘導線，接歯唇側線，クラスプなどの維持部の屈曲を想定したものである．

I 線屈曲と自在ろう付け

b 線屈曲 - ②

〔実習の概要〕

矯正用線の曲げ方,特に各種プライヤーの扱い方を理解,習得する.

●使用材料
(1) 直径 0.5 mm の矯正用線

●使用機器
(1) アングルのプライヤー　　　　　　　　(2) ワイヤーニッパー

I 線屈曲と自在ろう付け
b 線屈曲-②

〔製作順序〕

アングルのプライヤーを用いて屈曲する．

① Box loop

（実物大）

② Vertical loop

（実物大）

③ T loop

（実物大）

④ Active Ω loop

（実物大）

⑤ L loop

（実物大）

Check Point!

①〜⑤の屈曲は矯正臨床（歯科診療所）に多く用いられるライトワイヤーテクニックの多種形態である．

I 線屈曲と自在ろう付け

C 自在ろう付け

〔実習の概要〕

　自在ろう付けとは，左右の手指で，目的の矯正用線を所要の場所，所要の方向にしっかりと固定して，最小限の炎でろう付けする方法である．
　自在ろう付けの特徴は，下記のとおりである．
①手指で固定しているのでろう付けの部位や角度，方向を自由にでき，細かい技工ができる．
②最小限の炎で行うので，矯正用線の弾性が失われない．
　また，自在ろう付けの一般的原則は，下記のとおりである．
①ろう付け面を清掃する．
②ろう付け面の適合をよくする．
③フラックスを塗布する．
④加熱には還元炎を用い，主線を加熱して補助弾線は加熱しない．
⑤できるかぎり早く完了する．
　ここでは，自在ろう付けの操作について理解，習得する．

●使用材料
(1) 直径 0.9 mm の矯正用線（主線）　　(2) 直径 0.5 mm の矯正用線（補助弾線）
(3) 線ろう　　　　　　　　　　　　　　(4) フラックス

●使用機器
(1) ワイヤーニッパー　　　　　　　　　(2) 技工用ノギス
(3) 金属バサミ，ヤスリまたは油性ペン　(4) 専用トーチ
(5) 切下げまたはデザインナイフ
(6) 研磨用具（シリコーンポイント，バフ，ルージュ）

Ⅰ 線屈曲と自在ろう付け
c 自在ろう付け

〔製作順序〕

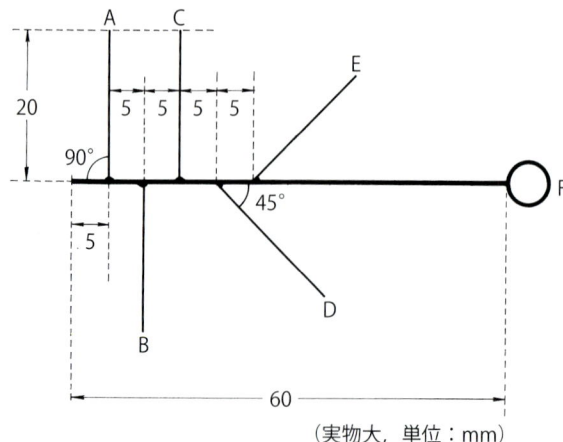

(実物大，単位：mm)

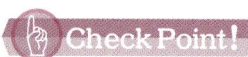

主線に対して，角度や位置に注意する．

1 ろう付け部の印記

金属バサミ，ヤスリまたは油性ペンを用いて，ろう付け部を印記する．

2 炎の調節

適当量の空気を送り，2.0〜2.5 cm の先端のとがった小火炎をつくる．

3 ろう付け

① 主線のろう付けしたい部分を加熱し，少量のフラックスを塗布して炎の上で熱する．

② フラックスが溶けたら，その部分に線ろうの末端を接触させる．

③ 主線を左手に，先端にごく少量のフラックスを塗布した補助弾線を右手に持ち，主線と補助弾線の位置および方向の関係が正しくなるように両手の小指，薬指などを用いて，相互にしっかりと固定する．

④ 補助弾線の先端が炎の中に入らないようにして，主線上のろうのみに炎を当てる．

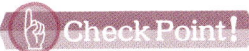 ⑤ ろうが溶けた瞬間に補助弾線を所定の位置に戻すようにしてろう付けを行い，同時に両手を炎から遠ざける．

❹ 研 磨

切下げまたはデザインナイフを用いて，ホウ砂膜および酸化膜の除去を行う．

❺ 完 成

完成時の最終確認のポイントは，以下のとおりである．

① 設定された位置，方向に正しくろう付けされているか．

② ろう付けにより補助弾線の弾性が失われてないか．

③ ろうの量は適切か．

④ 研磨は十分されているか．

Ⅱ 唇・舌側弧線装置

a 舌側弧線装置

〔実習の概要〕

舌側弧線装置の目的は，全顎的な矯正治療を必要としない数歯の位置異常を有する症例の治療で，用途は，①歯の移動を行う，②保隙装置として，③顎間固定装置の固定源として，④保定装置として，⑤加強固定として，など応用範囲が広い．

ここでは，装置の目的および用途，構成要素を理解し，使用材料および製作方法について理解・習得する．

● 使用材料
- (1) 石膏
- (2) 石英埋没材
- (3) 維持バンド（維持帯環）
- (4) 印象材（アルジネート印象材またはモデリングコンパウンド）
- (5) 維持装置（S.T.ロック，既製）
- (6) パラフィンワックス
- (7) 虫ピンまたは瞬間接着剤
- (8) 線ろう
- (9) フラックス
- (10) 直径 0.9 mm の矯正用線（主線）
- (11) 直径 0.5 mm または直径 0.4 mm の矯正用線（補助弾線）

● 使用機器
- (1) バンドプッシャー
- (2) 専用トーチ
- (3) 矯正用ピンセット
- (4) ろう付け台※
- (5) 線屈曲用プライヤー（ピーソープライヤー，ヤングのプライヤー，アングルのプライヤー）
- (6) ワイヤーニッパー
- (7) 切下げ
- (8) 抜工用エンジン
- (9) 研磨用具（カーボランダムポイント，ペーパーコーン，シリコーンポイント，ロビンソンブラシ，バフ，ルージュ）

※維持バンドに維持装置をろう付けしたり，主線と脚部をろう付けする際，作業用模型を安定させるために用いる．サベイヤーの固定台を応用するのもよい．

II 唇・舌側弧線装置

a 舌側弧線装置

〔製作順序〕

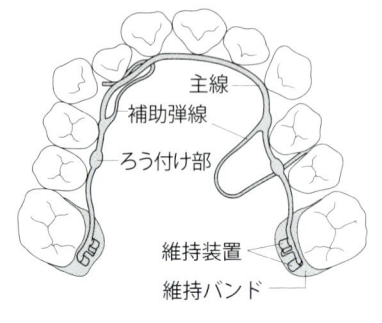
舌側弧線装置の全景

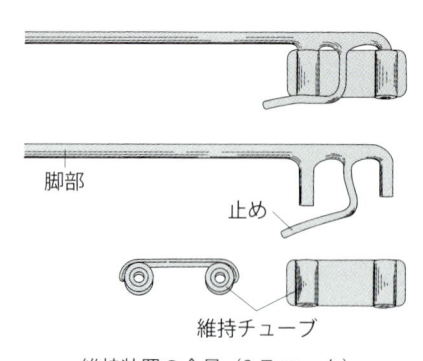
維持装置の全景（S.T.ロック）

> **Check Point!**
> 主線と脚部によって舌側のアーチが構成され，維持バンドの舌側面にろう付けされた維持チューブと脚部を一括して維持装置とよんでいる．

① 模型の製作

歯型可撤式模型を製作する．

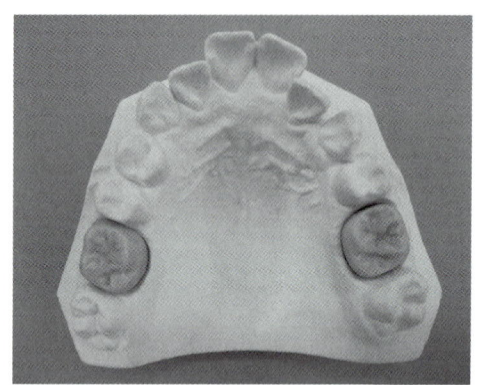

② 維持バンドの調整

① バンドプッシャーを用いて，歯型に維持バンドを適合させる．適合箇所は歯頸部寄りとする．

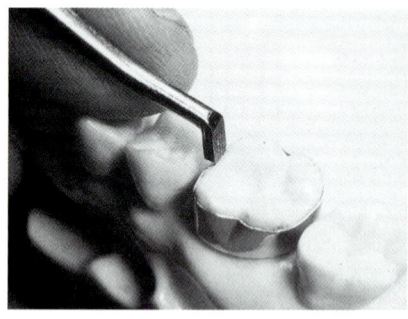
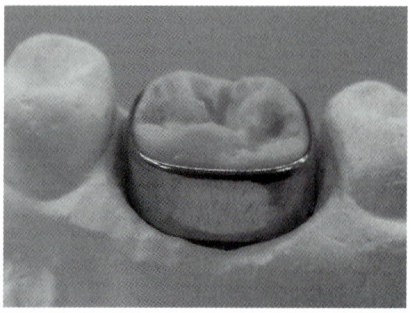

> 臨床では，歯科医師により患者の口腔内で維持バンドの調整が行われ，適合させた後に取り込み印象の採得を行う．
>
> 維持バンドは軟らかいので，力加減に注意する．

263-01699

12

矯正歯科技工

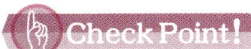

❸ 作業用模型の製作

① 模型の吸水を行う．

② 印象採得を行う．

③ S.T.ロックをろう付けする部分の維持バンド内面（舌側）に，パラフィンワックスを盛り上げる．

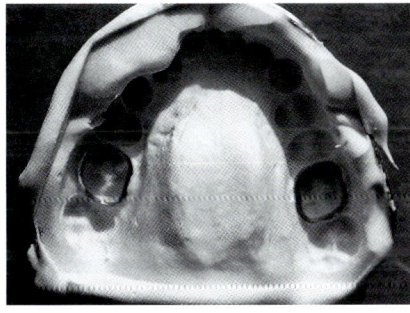 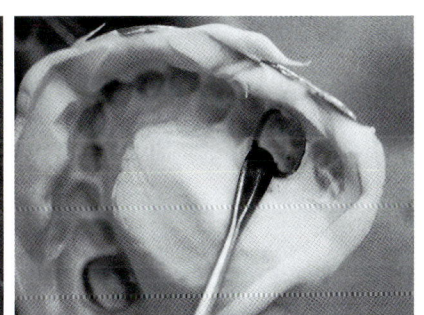

維持バンドの浮き上がりに注意する．

石膏には石英埋没材を添加する（3：1）．

④ 虫ピンまたは瞬間接着剤を用いて，維持バンドの移動を防止する．

⑤ 石膏を注入する．

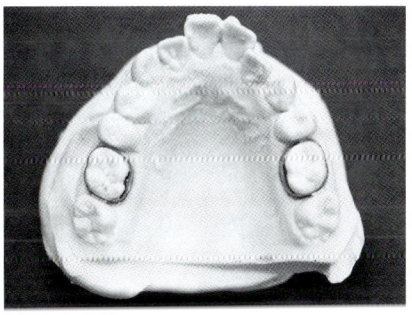

⑥ 維持バンド内面のパラフィンワックスを除去する．

⑦ 作業用模型の外形のトリミングを行う．

❹ 維持チューブのろう付け

1　維持チューブろう付け時の注意事項

① 維持チューブは，歯の長軸に平行で，上下的にも近遠心的にも舌側面のほぼ中央にあること．

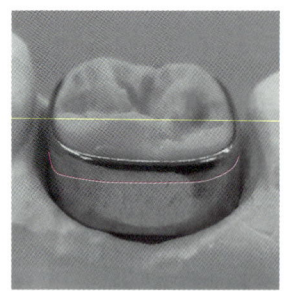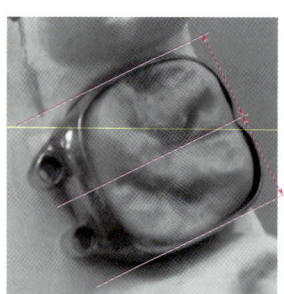

② 上顎に用いる場合，下顎の舌側咬頭と当たらないこと．

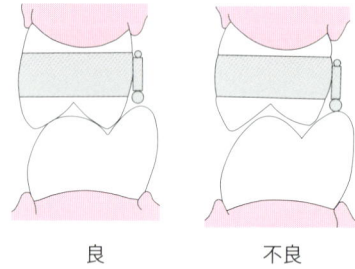

良　　　　不良

③ 歯肉に接触させないこと．

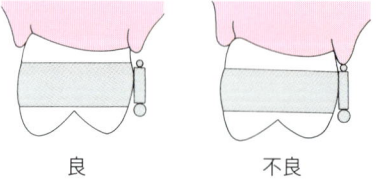

良　　　　不良

④ 2つの維持チューブをつなげる基底部と維持バンドとの間隙は，ろうを十分に流して埋めること．

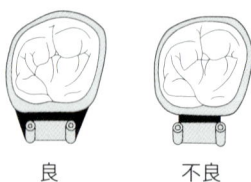

良　　不良

⑤ 主線の着脱を容易にするため，左右の維持チューブの平行性を保つこと．

⑥ ろう付けの際，維持チューブの上下を間違えないようにすること．

2 維持チューブろう付けの手順

Check Point!

実習では，スポットウェルダー（写真）を用いることもある．①維持バンドと維持チューブを仮着する．②矯正用ピンセットで維持バンドを保持し，ろう付け部に少量のワックスを塗布する．③ろう付け部に専用トーチの炎の還元帯を当てて加熱し，フラックスが溶けたら線ろうを十分に流す．

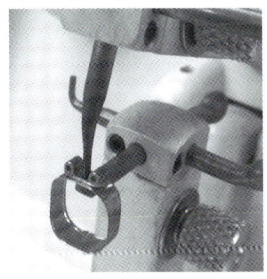

フラックスとは，ろう付け時に金属の酸化防止，被着面の酸化物除去などを目的として使用されるもので，ホウ砂やフッ化物が用いられる．**アンチフラックス**は，ろう付け時にろうが流れてほしくない部分に塗布される．

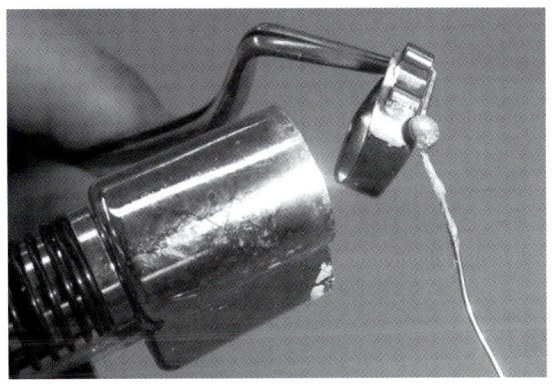

① 維持バンド上のろう付けを行う部分をわずかに加熱しながら，フラックスを塗布する．

② 強く加熱してフラックスが溶けたら，線ろうを十分に盛り上げる．

③ S.T.ロックの脚部の留金を起こし，脚部を外す．

④ 維持チューブを矯正用ピンセットで保持し，基底部のろう付け面に少量の**フラックス**を塗布する．

⑤ 維持バンド上のろうを再び加熱し，十分に溶けたところでろう付けする．

⑥ 炎を舌側から当て，ろうが溶融したら位置，方向をピンセットの先端を用いて修正する．

⑦ 維持部の近遠心両側にある三角形の**空隙**に流ろうする．

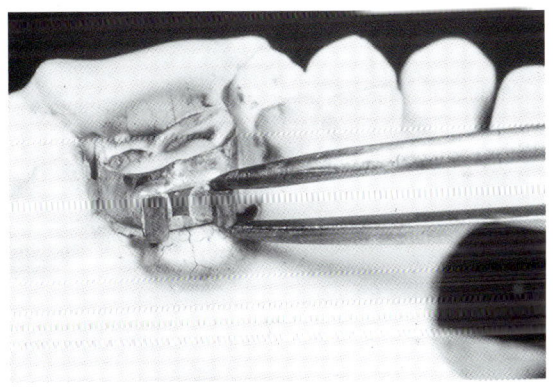

❺ 主線の設計

① 作業用模型に主線を描く．原則として，全歯の歯頸部の1点で主線が接するように描記する．

② 未萌出歯，萌出中の歯がある場合には，その正しい萌出を妨げない位置に設定すべきで，将来的に舌側に移動すると予想される歯については，その余地を残しておく．

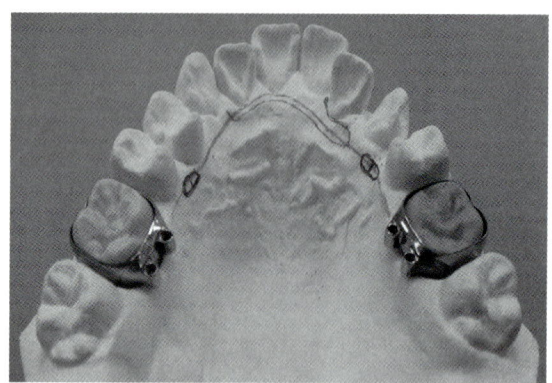

❻ 維持装置の脚部の屈曲

① 脚部を維持チューブに挿入し，方向や位置を確かめる．

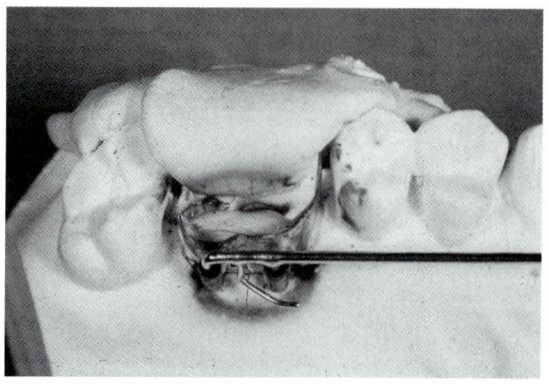

矯正歯科技工

Check Point!
プライヤーでしっかり保持しないと脚部のろう付け部が取れることがある．

② 近心の脚の近心側，できるだけ脚に近い位置で，水平部を歯肉方向やや頬側向きに第一の屈曲を行う．

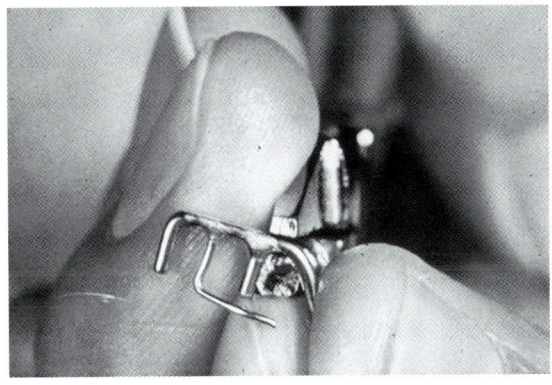

第二の屈曲時，脚部を維持チューブに挿入する際には浮き上がりに注意する．

③ 第二小臼歯の歯頸部の高さで第二の屈曲を行い，水平部が第二小臼歯舌側歯頸部に1点で接触し，さらに前方に向かうようにする．

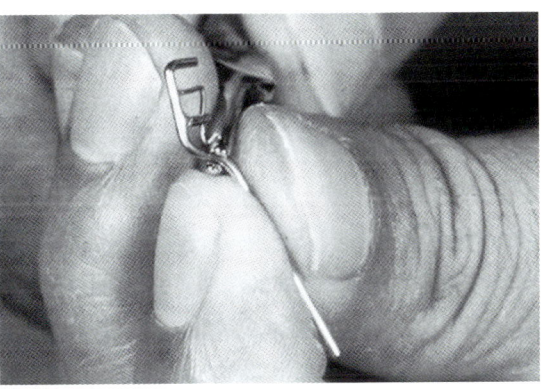

症例によって切断部は変わる場合がある．

④ 第一・第二小臼歯の中間部で切断する．

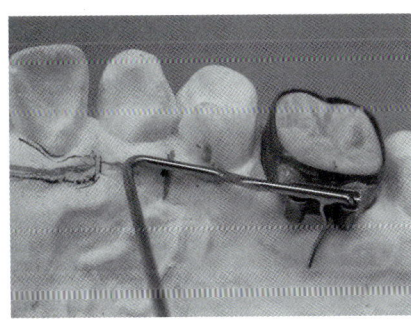
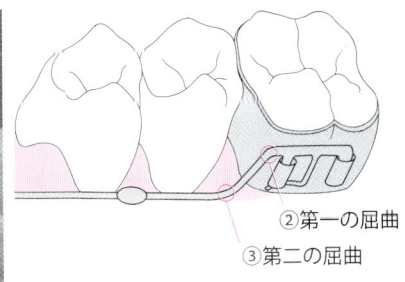

②第一の屈曲
③第二の屈曲

Ⅱ 唇・舌側弧線装置
a 舌側弧線装置

❼ 主線の屈曲

① 屈曲はできるだけプライヤーを用いず，手指により行う．

② はじめに指で滑らかな弧状に曲げ，これを中切歯部に適合させて，順次左右の後方歯の歯頸部に適合させていく．

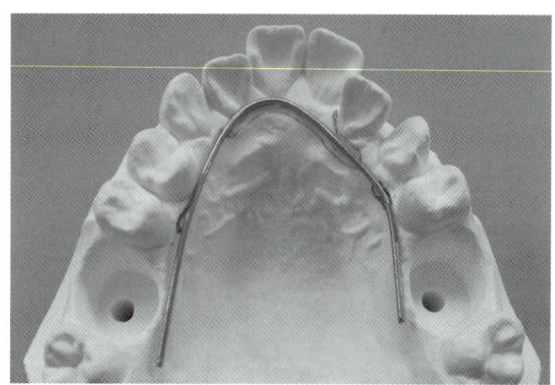

③ 主線と脚部を接合する．主線の端と脚部の端は密接するように切断し，平坦にする．

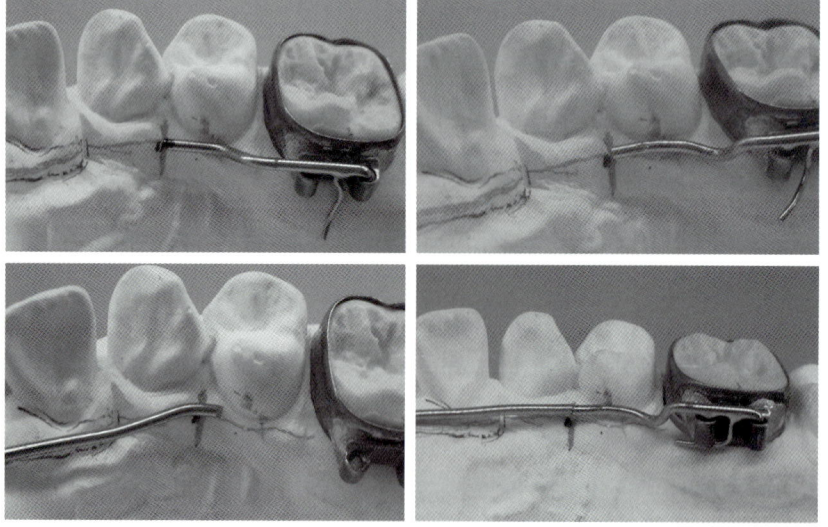

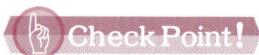 Check Point!

主線は作業用模型を裏返すと落ちる程度に屈曲する．

作業用模型の歯頸部で特に盛り上がっている部分（切歯乳頭）は削って，平坦にすることもある．

各歯の舌側歯頸部に1点で接触し，なだらかな円弧であることが望ましい．

研磨した面同士が接触すること．

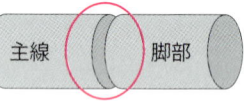

❽ 主線と脚部のろう付け

① 主線と脚部との接合点直下の模型を米粒状に削って，凹みを作る．

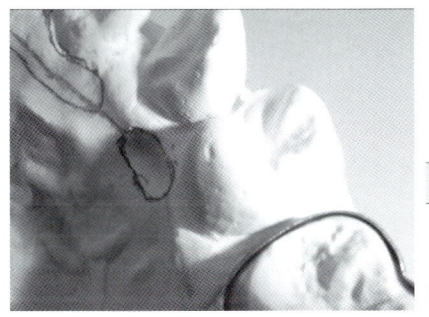
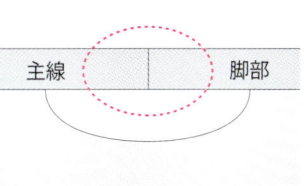

Check Point!

ろう付け部の大きさを正確に確認するためにも，歯冠部を削ることがないように注意する．

熱による模型の破損につながるため，専用トーチの炎の方向に注意する

② 正中部で主線をパラフィンワックスまたは石膏で固定する．

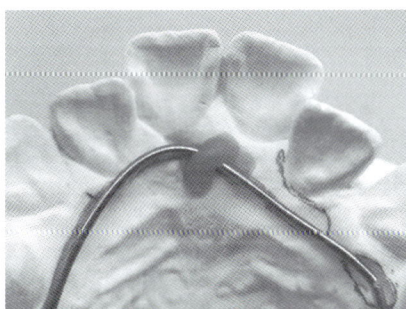
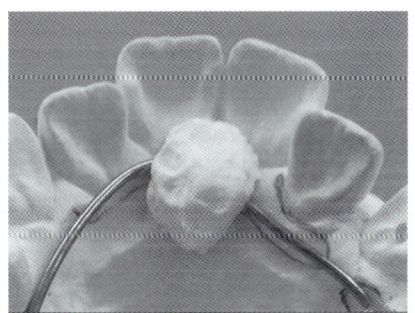

③ 接合部にフラックスをつけてろう付けする．このときろうは十分に使用し，接合部の形態が米粒状になるようにする．

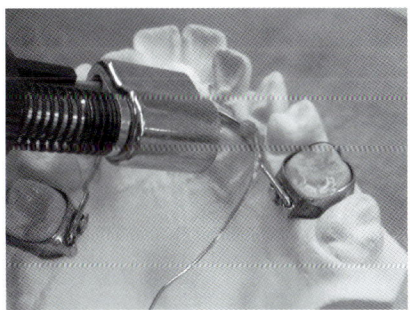

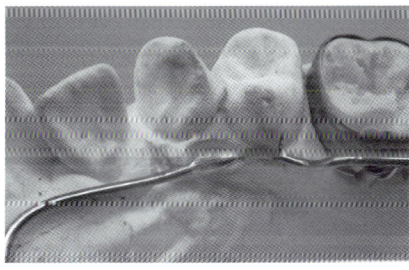
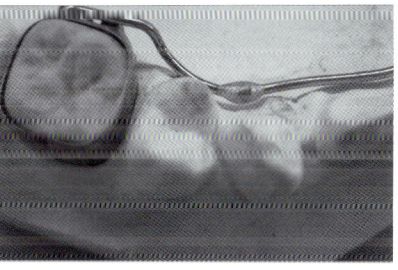

II 唇・舌側弧線装置
a 舌側弧線装置

❾ 補助弾線のろう付け，屈曲

ここでは単式弾線を製作する．

① ろう付け部の直下の粘膜部を削除する．

② 自在ろう付けで行い設定された主線の位置にろうを流しておく．

③ 直径 0.5 mm の矯正用線を主線にろう付けする．

④ 主線に対して 45°で粘膜方向にろう付けする．

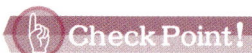

ろう付け時は補助弾線に炎を当てない．

補助弾線は直接の矯正力をもつ．

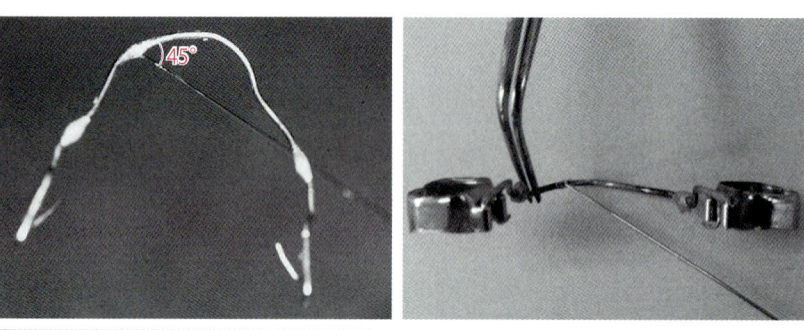

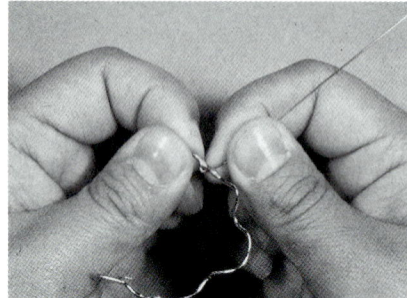
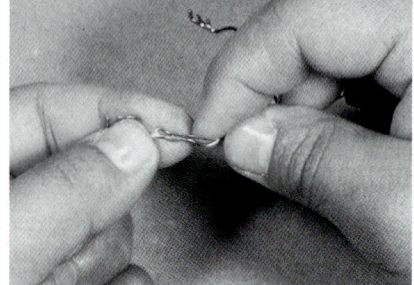

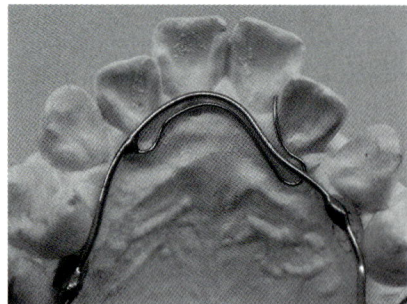

■補助弾線の種類

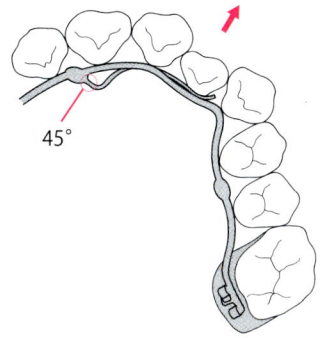

- 直径 0.5 mm の矯正用線
- 主線に対して 45°
- 1 歯（前歯）の唇側移動

単式弾線：前歯の唇側移動

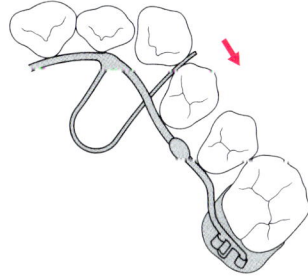

- 直径 0.5 mm の矯正用線
- 主線に対して 90°
- 前歯，小臼歯の近遠心移動

指様弾線：歯の近遠心移動

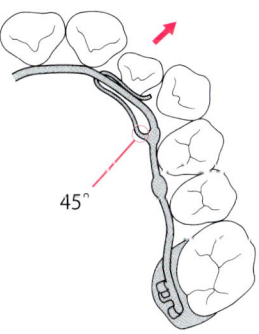

- 直径 0.5 mm の矯正用線
- 主線に対して 45°
- 唇側・頬側移動
- ※単式弾線に比べて弾線が長いことから，より緩やかな矯正力が得られる

複式弾線：前歯・小臼歯の唇・頬側移動

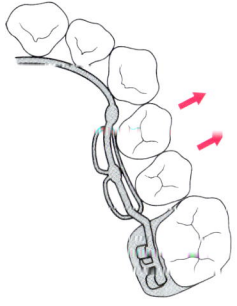

- 直径 0.4 mm の矯正用線
- 主線に対して 45°
- 数歯（前歯，小臼歯）の唇・頬側移動

連続弾線：前歯・小臼歯数歯の唇・頬側移動

Ⅱ 唇・舌側弧線装置
a 舌側弧線装置

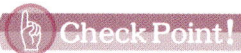

⑩ 研 磨

以下の事項に注意して研磨を行う．

① 維持バンドの左右を間違えないために，左右どちらか一方だけを取り出し，研磨を行う．

② 研磨によって維持バンドが薄くなったり，変形しないようにする．

③ 維持バンド内の石膏は，研磨終了まで除去しない．

④ 補助弾線の先端部は丸くしておく．

⑪ 完 成

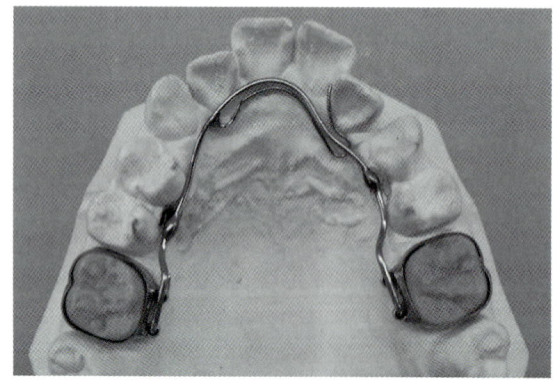

装置完成時の最終確認のポイントは，以下のとおりである．

① 主線が歯頸部と接触しているか．

② 不良なろう付け箇所はないか．

Ⅱ 唇・舌側弧線装置

b　唇側弧線装置

〔実習の概要〕

　唇側弧線装置は，金属線の弾性を矯正力として利用した線矯正装置のなかで，主線が口腔前庭に位置する装置の総称である．①維持バンド（第一大臼歯），②頰面管（バッカルチューブ），③唇側弧線（主線），④弾線で構成される．

　唇側弧線装置は顎間固定装置の一部として，前歯の舌側移動，歯列弓の遠心移動，大臼歯の遠心移動に応用されるほか，顎内固定装置としても利用される．

●使用材料
（1）石膏　　　　　　　　　　　　　　　（2）維持バンド（維持帯環）
（3）印象材（アルジネート印象材またはモデリングコンパウンド）
（4）頰面管（内径 0.9 mm）　　　　　　（5）パラフィンワックス
（6）虫ピンまたは瞬間接着剤　　　　　　（7）線ろう
（8）フラックス　　　　　　　　　　　　（9）直径 0.9 mm の矯正用線（主線）
（10）直径 0.5 mm または直径 0.7 mm の矯正用線（補助弾線）

●使用機器
（1）バンドプッシャー　　　　　　　　　（2）専用トーチ
（3）矯正用ピンセット　　　　　　　　　（4）ろう付け台※
（5）線屈曲用プライヤー（ピーソープライヤー，ヤングのプライヤー，アングルのプライヤー）
（6）ワイヤーニッパー　　　　　　　　　（7）切下げ
（8）技工用エンジン
（9）研磨用具（カーボランダムポイント，ペーパーコーン，シリコーンポイント，バフ，ルージュ）

※維持バンドに維持装置をろう付けしたり，主線と脚部をろう付けする際，作業用模型を安定させるために用いる．サベイヤーの固定台を応用するのもよい．

II 唇・舌側弧線装置
b 唇側弧線装置

〔製作順序〕

① 模型の製作

「a　舌側弧線装置」の製作方法に準ずる．

② 維持バンドの調整

「a　舌側弧線装置」の製作方法に準ずる．

③ 作業用模型の製作

「a　舌側弧線装置」の製作方法に準ずる．

④ 頰面管のろう付け

① 維持バンドの頰側面中央部に線ろうを十分に流す．

② 直径 0.9 mm の矯正用線に頰面管を通し，頰面管表面にフラックスをつけてろう付けする．このとき，ガイドワイヤーで位置，方向を規定しながら行う．

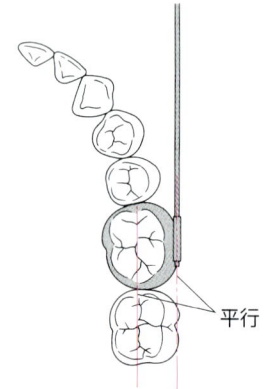
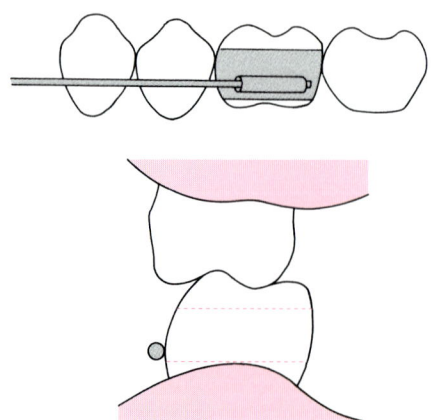

頰面管のろう付け法①
維持バンドの頰側面にあらかじめ流ろうしておき，固定源となる歯の中心溝とほぼ平行となるように頰面管をろう付けする．

頰面管のろう付け法②
ガイドワイヤーの側方歯および前歯の歯冠の中央か，それより歯頸部寄りを通る．下顎の場合は対合歯にぶつからないように歯頸部寄りにつけたほうがよい．近遠心的にはやや近心寄りの

③ 残された空隙をろうで埋める．

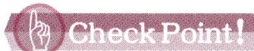

⑤ 唇側弧線の屈曲

① 直径0.9 mmの矯正用線の中央部をスムーズな曲線を描くように手指で曲げ，前歯唇側面に接するようにする．

② 両端は小臼歯部付近より頬面管に滑らかに挿入できるように調整する．

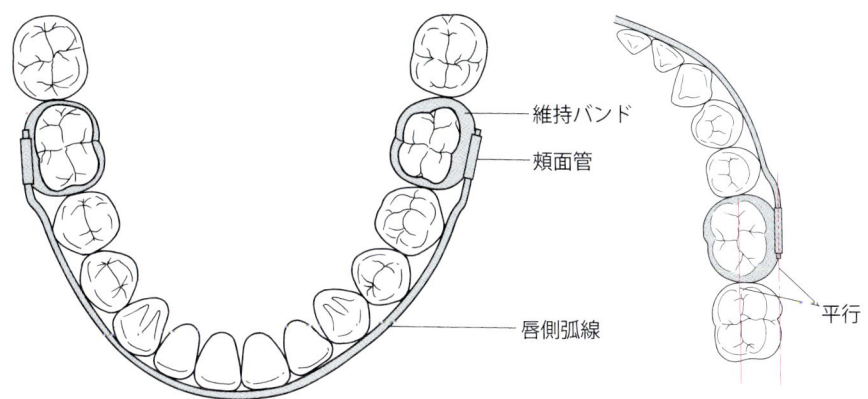

⑥ 研 磨

唇側弧線の両端は丸くしておく．
「a 舌側弧線装置」の製作方法に準ずる．

⑦ 完 成

装置完成時の最終確認のポイントは，以下のとおりである．

① ろう付け箇所の不良はないか．

② 唇側弧線が頬面管にスムーズに挿入できるか．

II 唇・舌側弧線装置

C　顎間固定装置

〔実習の概要〕

固定源とは，歯あるいは顎の移動を行う場合に，その抵抗源となるものである．固定源は，以下のように分類される．
①顎内固定：移動歯と固定源となる歯が同一顎内にあること．
②顎間固定：歯や顎の移動を行うとき，その固定源を対顎に求めること．
③顎外固定：歯や顎の移動を行うとき，その固定源を口腔外に求めること．
このうち「②顎間固定」を応用したものが，顎間固定装置である．
顎間固定装置は，①上顎または下顎の前歯群を一塊として移動させる場合，②大臼歯の遠心移動，③下顎歯列弓および下顎骨の近遠心移動，に応用される．
ここでは，上顎前歯部を遠心移動させる場合の顎間固定装置の製作方法を習得する．

●使用材料
（1）石膏　　　　　　　　　　　　　　　　（2）維持バンド（維持帯環）
（3）印象材（アルジネート印象材またはモデリングコンパウンド）
（4）頰面管（内径 0.9 mm）　　　　　　　（5）パラフィンワックス
（6）虫ピンまたは瞬間接着剤　　　　　　　（7）線ろう
（8）フラックス　　　　　　　　　　　　　（9）直径 0.9 mm の矯正用線（主線）
（10）直径 0.5 mm または直径 0.7 mm の矯正用線（補助弾線）
（11）ゴムリング

●使用機器
（1）バンドプッシャー　　　　　　　　　　（2）専用トーチ
（3）矯正用ピンセット　　　　　　　　　　（4）ろう付け台※
（5）線屈曲用プライヤー（ピーソープライヤー，ヤングのプライヤー，アングルのプライヤー）
（6）ワイヤーニッパー　　　　　　　　　　（7）切下げ
（8）抜工用エンジン
（9）研磨用具（カーボランダムポイント，ペーパーコーン，シリコーンポイント，バフ，ルージュ）

※維持バンドに維持装置をろう付けしたり，主線と脚部をろう付けする際，作業用模型を安定させるために用いる．サベイヤーの固定台を応用するのもよい．

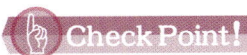

〔製作順序〕

＜下顎前突の場合の装置の構成＞

上顎を固定源として下顎全体を遠心に引っ張る．

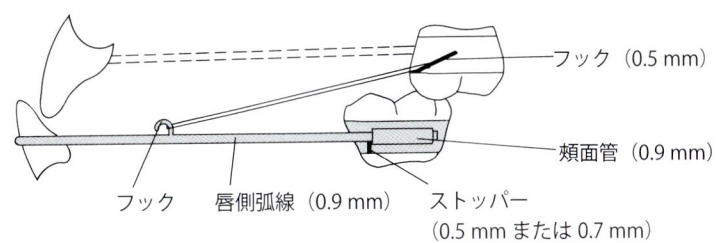

＜上顎前突の場合の装置の構成＞

下顎を固定源として上顎前歯部のみを遠心に引っ張る．

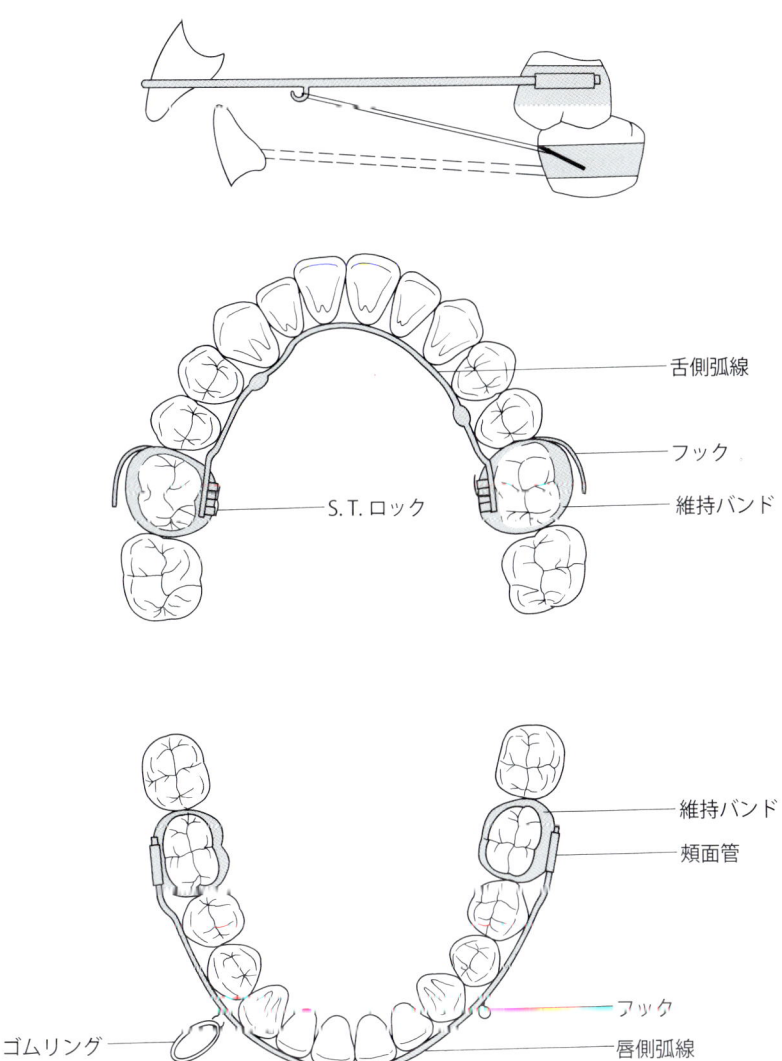

1 模型の製作

「a 舌側弧線装置」の製作方法に準ずる．

2 維持バンドの調整

「a 舌側弧線装置」の製作方法に準ずる．

3 作業用模型の製作

「a 舌側弧線装置」の製作方法に準ずる．

4 舌側弧線装置の製作

「a 舌側弧線装置」の製作方法に準ずる．

5 唇側弧線装置の製作

「b 唇側弧線装置」の製作方法に準ずる．

6 フックのろう付け

1 上顎フックのろう付け

上顎の維持バンドにフックをろう付けする．直径0.5 mm または直径0.7 mm の矯正用線を用いる．

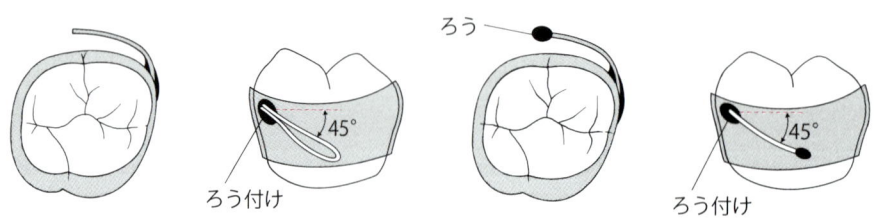

直径 0.5 mm の矯正用線使用　　　　直径 0.7 mm の矯正用線使用

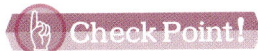

❷ 下顎フックのろう付け

① 唇側弧線の犬歯遠心部に印をつける．

② 直径 0.5 mm または直径 0.7 mm の矯正用線をろう付けする．

③ 対合歯に接触しないように近心方向に曲げ，余剰部を切断する．

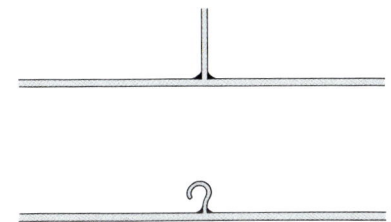

７ ストッパーのろう付け

ストッパーのろう付けは，使用目的に応じて行う．

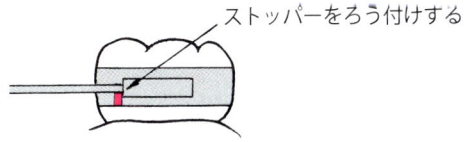

８ 研 磨

「a 舌側弧線装置」の製作方法に準ずる．

９ 完 成

変形や研磨不足がないか確認をする．

II 唇・舌側弧線装置
c 顎間固定装置

■フックとストッパーの関係

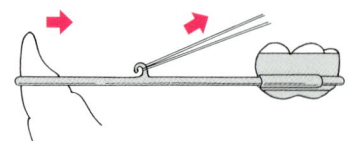

ゴムリングの収縮による矯正力は唇側弧線を後方に牽引するので，前歯が舌側に移動される．

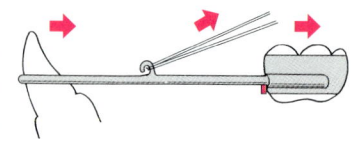

頰面管の近心部の唇側弧線上にストッパーがろう付けにされているので，矯正力は前歯にも維持歯にも働き，歯列弓および顎の後退が起こる．

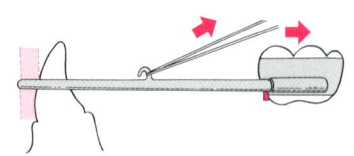

唇側弧線は前歯唇側面に触れていないので，矯正力はストッパーによって維持歯のみを後退させる．

Ⅲ 床矯正装置

　床矯正装置とは，患者さん自身による可撤式の装置である．レジン床と矯正用線からなる比較的簡単な構成であるが，レジン床の一部の削除や添加，あるいは種々の付加物を利用することによって，歯列弓の拡大，空隙の閉鎖，咬合の挙上，個々の歯の移動などが可能となり，臨床上，その応用範囲はきわめて広い．

a　ホーレーの保定装置

〔実習の概要〕

　保定の目的は，矯正治療によって正常位置になった歯や顎骨をその状態に保持することである（静的治療※）．
　保定装置の所要条件は，以下のとおりである．①動的矯正治療によって移動された歯や顎骨をその位置で確実に保持できること，②個々の歯の生理的な運動を妨げないこと，③歯の萌出や顎骨の成長を妨げないこと，④発音や咀嚼などの機能を妨げないこと，⑤できるだけ外観に触れないこと，⑥口腔内を清潔に保てること．
　ここでは，保定装置の構成要素や用途，使用する材料および製作方法について理解，習得する．
※歯や顎骨を移動させる動的治療に対して，保定は静的治療という．

●使用材料
（1）石膏　　　　　　　　　　　　　　　　（2）直径 0.9 mm の矯正用線（接歯唇側線）
（3）直径 0.7 mm の矯正用線（アダムスのクラスプ）
（4）ワックスまたはストッピング　　　　　（5）パラフィンワックス
（5）常温重合レジン　　　　　　　　　　　（6）レジン分離材

●使用機器
（1）鉛筆または油性ペン
（2）線屈曲用プライヤー（ピーソープライヤー，ヤングのプライヤー，アダムスのプライヤー）
（3）彫刻刀　　　　　　　　　　　　　　　（4）ワックス形成器
（5）ガスバーナー　　　　　　　　　　　　（6）レジン用筆
（7）ダッペングラスまたはシリコーンカップ　　（8）抜去用エンジン
（9）研磨用具〔タングステンカーバイドバー，ペーパーコーン，カーボランダムポイント，シリコーンポイント，ビッグポイント，レーズ用ブラシ（硬毛・軟毛），ロビンソンブラシ，布バフ，耐水ペーパー，フェルトコーン，ルージュ〕

III 床矯正装置
a ホーレーの保定装置

〔製作順序〕

維持装置
(接歯唇側線)

床

接歯唇側線　床

維持装置
(クラスプ)

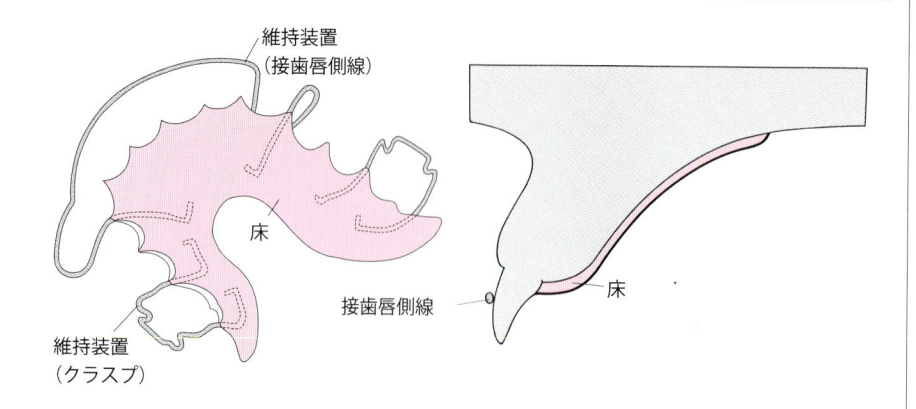

① 作業用模型の製作

矯正治療（動的治療）が終わった状態の作業用模型を製作する．

② 外形線の記入

① 床外形線の記入

一般的には，床の後縁は第一大臼歯の遠心部でよいが，第二大臼歯が動的治療の対象となった場合には，床をその部分まで延長する．しかし，ホーレーの保定装置の床は全部床義歯のように広い吸着面をもたせる必要はないので，左右の第一・第二小臼歯の中間を結ぶ線まで放物線形に口蓋を露出させ，異物感を最小限に留めるようにする．

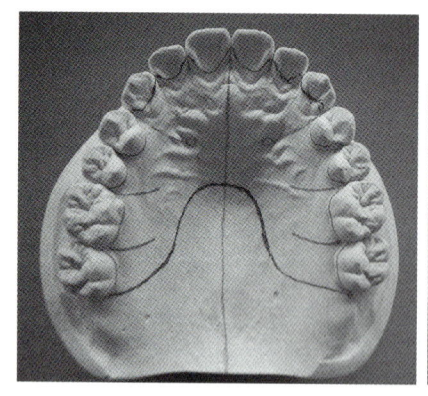

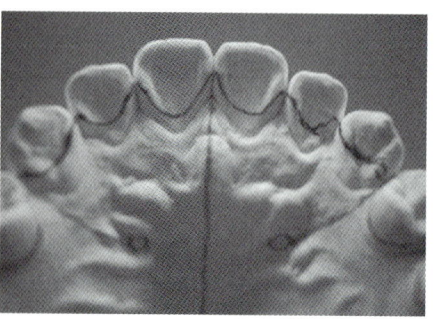

> **Check Point!**
>
> 前歯部舌側の設計は対合歯との関係を考慮して，一般的には歯冠舌側面中央に外形線を設定するが（写真），本症例では基底結節を覆い歯頸線と平行になるように設定した．

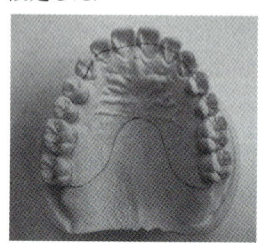

32

Check Point!

❷ 接歯唇側線の記入

一般的には，唇側線は舌側から犬歯の遠心接触点を通過して，犬歯の歯頸部と歯肉頬移行部との中間付近，または犬歯の歯頸部の上方3〜5mmのところでループをつくり，前歯唇側面のほぼ中央を水平に，各歯の唇側面に接しながら走向する．

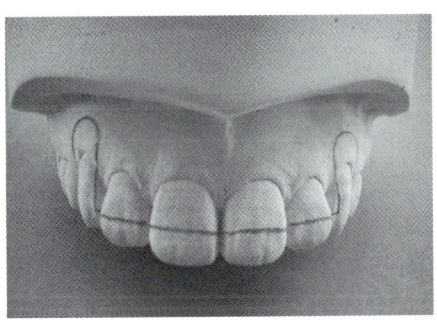

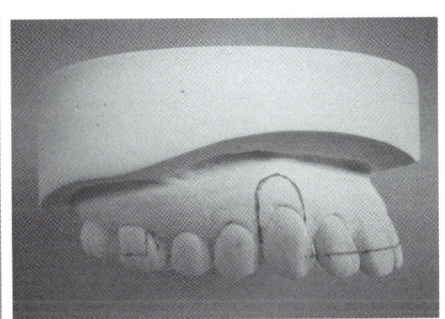

❸ クラスプ設計線の記入

単純鉤では保持力が十分でないため，煩雑でもアダムスのクラスプによる確実な保持が望ましい．

脚部の先端は粘膜面に対して直角に屈曲する．

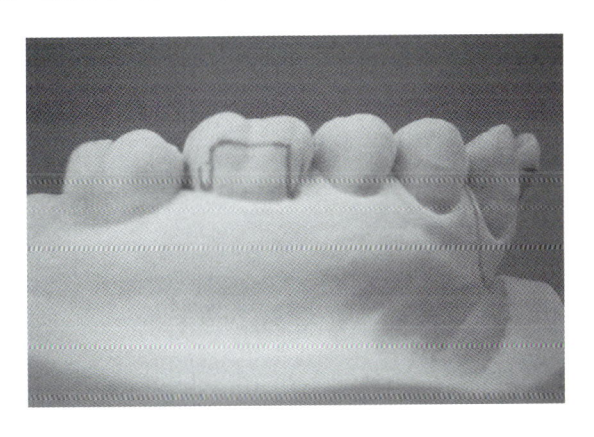

ホーレーの保定装置に利用されるその他の維持装置には，①シュワルツのクラスプ，②ボールクラスプ，③単純鉤があげられる．

❸ 維持装置（接歯唇側線）の屈曲

① 前歯唇側面の形に合わせて，手指によりなだらかな円弧に屈曲する．曲げはじめはどこからでもよいが，中央部から屈曲すると比較的適合しやすい．

② 犬歯部のループは，粘膜から1mm程度浮かせる．ループの屈曲の頂点を犬歯の歯頸部から3～5mm上方に置く．ループの幅は犬歯の近遠心幅径よりやや狭くする．

③ 接歯唇側線が咬合面を横切る部分では，咬合の障害とならないように正確に適合させる．

④ 維持部はクラスプと同様，レジン床内に固定できるものであればよい．

⑤ クラスプ，接歯唇側線ともに，床に埋入される部分以外で傷があれば研磨をしておく．

❹ 維持装置（アダムスのクラスプ）の屈曲

アダムスのプライヤーを用いるのがよいが，ヤングのプライヤーを用いてもよい．

プライヤー類は矯正用線を保持するものであって，屈曲は拇指の圧迫によって行う．また，はじめは緩すぎる程度に屈曲しておいて，漸次引きしめながら適合させていくという要領で進めたい．

① 鉤歯の近遠心のアンダーカットがクラスプと適合するように，作業用模型の頰側近遠心歯頸部の必要箇所を削除する．

② 水平部は直径0.7mmの矯正用線を直角に屈曲する．

③ 水平部の長さを計測する．

④ 計測した後，線の一端を同じように直角に屈曲する．

Check Point!

プライヤーを用いると適合しにくい．そのため，プライヤーはできるだけ用いず，手指によりなだらかな円弧に曲げる．

アダムスのクラスプは，すべての臼歯に用いられる．

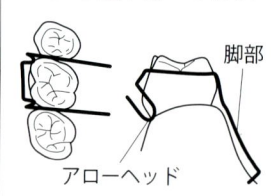

水平部は歯の近遠心幅径よりもやや短めにする．

水平部が長いとアローヘッドが隣接面に当たってしまう．逆に，短いと水平部が歯冠に接してしまう．

矯正歯科技工

> **Check Point!**
> アローヘッドが短くならないように注意する．また，水平部は歯冠から離す．
> アローヘッドの幅が広いと維持が弱くなるので適当な幅まで縮めなければならないが，その屈曲のために，矯正用線に大きな傷がつくほど圧縮してはならない．

⑤ アローヘッド（ループ）の屈曲は，プライヤーの嘴の最先端ではさみ，歯冠隅角部歯肉縁に適合するようにほぼ45°に屈曲する．

⑥ もう一方のアローヘッド（ループ）も同じように屈曲する．

⑦ 歯間部への移行部は，歯軸とほぼ45°になるように屈曲する．

⑧ 歯間部（上部鼓形空隙）はできるだけ適合させる．

⑨ クラスプの脚部を舌側の方向に向ける．

⑩ 線屈曲用プライヤー（ピーソープライヤー，ヤングのプライヤー，アダムスのプライヤー）を用いて，脚部の末端を粘膜に向かって直角に屈曲する．

■アダムスのクラスプの利点・欠点
●利　点
① クラスプの形態は小さく，しかも精密で，アンダーカットを最大限に利用しているので，維持が強固である．
② 乳歯や永久歯のどの臼歯にも用いられる．
③ 萌出不完全な歯にも用いられる．
④ 弾線による矯正力の固定源として十分である．
⑤ 咬合の際の歪みや変形に十分耐えられる強さをもっている．
⑥ 製作の際に，特別なプライヤーを必要としない．
⑦ クラスプの形態の一部を変えたり，鉤や管をろう付けすることができるので，さまざまな症例に用いられる．

●欠　点
① 歯の固有運動が妨げられる．
② 非常に強固に維持されるために，使用を誤ると，装置の破折などの変形を起こすことがある．

5 レジン床の製作

＜加熱重合レジンを用いる場合＞

① 接歯唇側線および維持装置を作業用模型上にワックスまたはストッピングで固定する．

② パラフィンワックスを圧接する．厚みはパラフィンワックス1枚分とする．

③ パラフィンワックスの表面を滑沢に仕上げる．

④ 通法により埋没・重合する．

＜常温重合レジンを用いる場合＞

① 作業用模型にレジン分離材を塗って乾燥させる．

② 調整したクラスプ，接歯唇側線を作業用模型上にワックスで固定する．

③ ふりかけ法（積層法）または筆積み法により床部分を製作する．

　（以下，「筆積み法」による製作順序を示す）

④ 常温重合レジンの粉末と液を別の容器に入れて準備する．筆に液を十分含ませて粉末に接触させると，筆の先で液と粉末とが結合して小さな塊をつくるので，この小塊を作業用模型上に繰り返し築盛する．

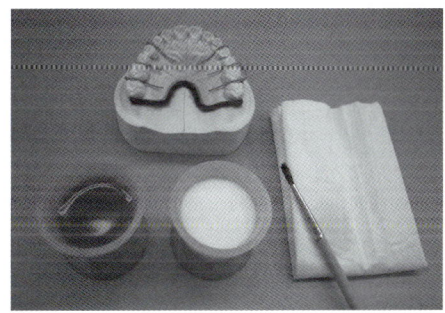

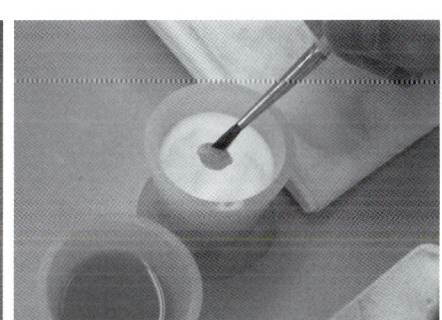

⑤ 添加の順序は，はじめにクラスプ脚部の粘膜面から，次に歯頸部付近，最後に口蓋部へと移行していく．

⑥ 積層されたレジン床は，通常，加圧を行う．

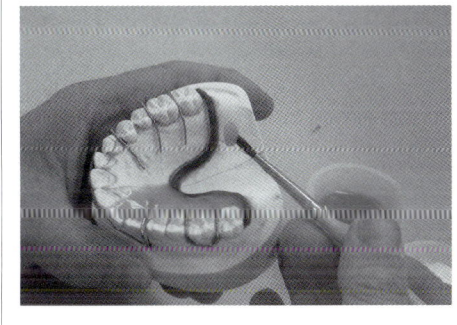

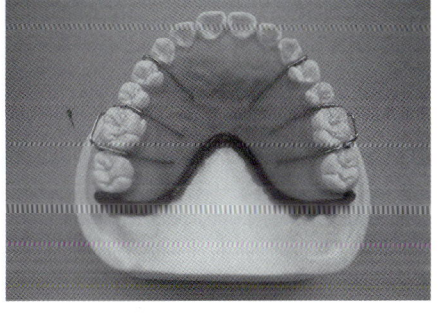

> **Check Point!**
> 常温重合レジン使用の利点は，①余分なところまでレジンが広がらず，材料の節約ができる，②設計されたどんな部分にも確実にレジンを積み重ねることができることである．

> 筆先に泥状のレジンが付着しやすいので，液の劣化防止のためにも，築盛1回ごとにティッシュペーパーなどで拭き取る．

> 余剰部分は初期硬化が生じる前に削除する

❻ 研 磨

① レジンの硬化後，作業用模型から外す．

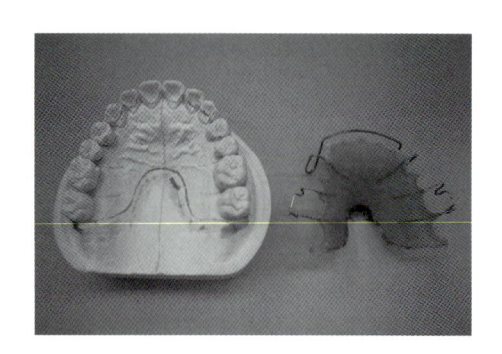

② 変形しないよう注意して余剰部を削除し，形を整える．

③ ビッグポイント，シリコーンポイント，レーズ（硬毛ブラシ，軟毛ブラシ，フェルトコーン）により床の研磨を行う．つや出しはロビンソンブラシ，布バフ，ルージュを用いる．

④ 接歯唇側線，クラスプのつや出しをシリコーンポイントで行う．

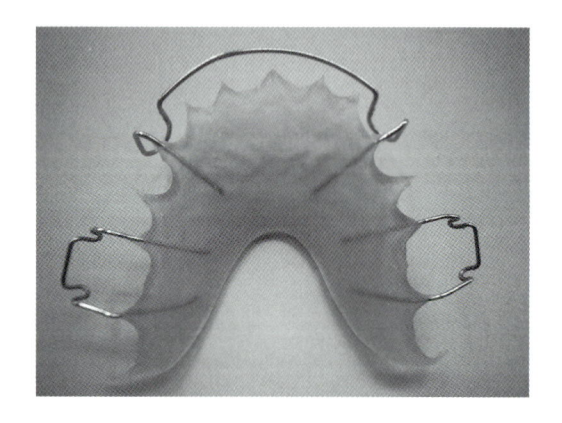

Check Point!

常温重合レジン使用の際の注意事項は，①気泡を混入しないこと，②厚さを均等（約1.5 mm）にすることである．

常温重合レジンを用いる場合は，加熱重合レジンの研磨と違い低速回転で行う．

研磨の際の注意事項は，①接歯唇側線，維持装置を変形させないこと，②床縁移行部，舌側歯頸部は過剰に削らないことである．

7 完 成

装置完成時の確認のポイントは，以下のとおりである．

① 維持装置の変形がないか．

② 舌側鼓形空隙が短くなっていないか．

③ 床縁がシャープになっていないか．

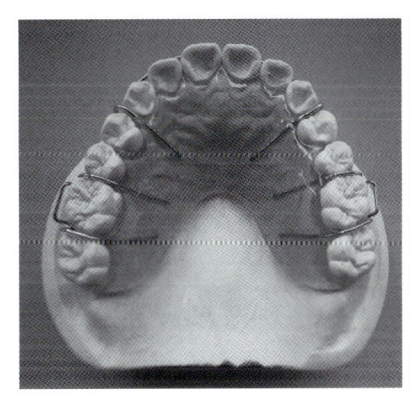

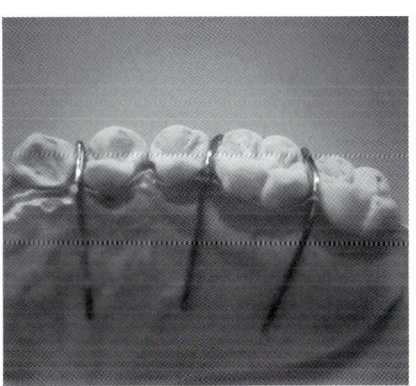

Ⅲ 床矯正装置

b 咬合挙上板，咬合斜面板

〔実習の概要〕

　咬合挙上板は，咬合を挙上させる目的で，過蓋咬合（アングルⅠ級）の治療に用いられる．上顎前歯舌側の挙上板に下顎前歯の切縁が接触し，咬合離開された臼歯の挺出によって咬合位が挙上され，過蓋咬合が改善する．

　咬合斜面板は，遠心位にある下顎を前方に前進させ，咬合を挙上させる目的で，過蓋咬合を伴う下顎遠心咬合（アングルⅡ級）の治療に用いられる．下顎前歯と接する部分が斜面状に形成されており，この斜面に下顎前歯が接しながら閉口することで，遠心位にある下顎を前方に前進させることで下顎遠心咬合が改善する．

　装置の構成は，ホーレーの保定装置とほぼ同様である．

　ここでは，過蓋咬合（アングルⅠ級）や過蓋咬合を伴う下顎遠心咬合（アングルⅡ級）の不正咬合を治療するための装置の製作を行う．

●使用材料
（1）石膏　　　　　　　　　　　　　　　　　（2）直径 0.9 mm の矯正用線（接歯唇側線）
（3）直径 0.7 mm の矯正用線（アダムスのクラスプ）
（4）ワックスまたはストッピング　　　　　　（5）常温重合レジン
（6）レジン分離材

●使用機器
（1）鉛筆または油性ペン
（2）線屈曲用プライヤー（ピーソープライヤー，ヤングのプライヤー，アングルのプライヤー）
（3）彫刻刀　　　　　　　　　　　　　　　　（4）レジン用筆
（5）ダッペングラスまたはシリコーンカップ　（6）技工用エンジン
（7）研磨用具〔タングステンカーバイドバー，サンドペーパー，シリコーンポイント，ビッグポイント，レーズ用ブラシ（硬毛・軟毛），バフ〕

矯正歯科技工

Check Point!

〔製作順序〕

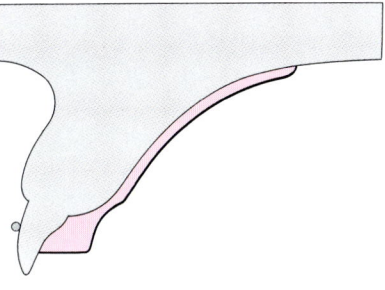

咬合挙上板を用いると，下顎前歯が咬合板部に当たり，前歯の圧下が起こり，同時に上下顎の側方歯が挺出して咬合挙上の目的を達することができる．

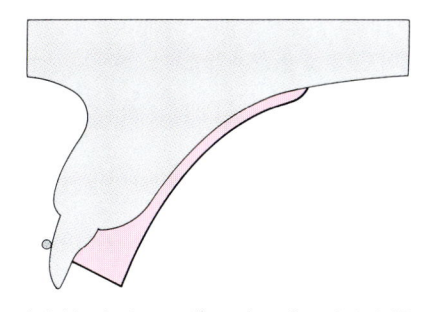

咬合斜面板をアングルⅡ級1類のような場合に用いると，下顎前歯が斜面に沿ってすべり，下顎が近心に移動される．

① 作業用模型の製作

「a　ホーレーの保定装置」の製作方法に準ずる．

② 外形線の記入

「a　ホーレーの保定装置」の製作方法に準ずる．

　床の後縁は第二大臼歯の遠心部とし，第一・第二小臼歯の中間を結ぶ線まで放物線形に口蓋を露出させて，異物感を少なくする．

③ 接歯唇側線の屈曲

「a　ホーレーの保定装置」の製作方法に準ずる．

④ 維持装置の屈曲

「a　ホーレーの保定装置」の製作方法に準ずる．

　咬合挙上板，咬合斜面板は臼歯群の自然の萌出力を応用するものであるから，クラスプが鉤歯の萌出を妨げないような配慮が必要である．

　アダムスのクラスプであっても単純鉤であっても，接触点上で鉤歯を圧下させる力が働かないように咬合が挙上されているので，隣接面の豊隆から1・2mm程度浮かせて屈曲する．

41

⑤ レジン床の製作

＜咬合挙上板＞

上顎前歯舌側部に下顎前歯と接する水平部を製作するため，濃い赤色の部分のワックスアップがホーレーの保定装置の場合と異なる．

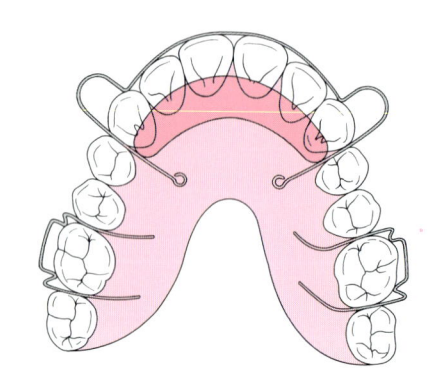

1. 水平部の後縁の位置

水平部の前後径が短すぎると下顎切歯の切縁が水平部に当たらないばかりか，咬合挙上板の水平部後方にかみこむため，下顎前歯の舌側傾斜や下顎の後退を誘発する原因となる．

また，水平部が大きすぎると口腔内で異物感が大きくなるばかりか，発音を著しく障害するので，患者さんが床の装着を怠る最大の原因となる．したがって，上下顎の作業用模型を咬頭嵌合位のまま簡易咬合器に装着し，水平部の後縁の過不足のない位置を決定する．

2. 水平部の平面の高さ

臼歯群の延長は，対合歯との接触や咬合力が加わらなければ徐々に進行する．過蓋咬合の度合が強いものに対しても，最初から水平部を厚くせずに，上下の臼歯部の咬合面間距離が2～3mm開いた状態にする．

> **Check Point!**
> 臼歯群が延長するにつれて水平部に即時重合レジンを添加し，咬合面間距離を保つようにする．

矯正歯科技工

> **Check Point!**
>
> ■咬合挙上板の作用 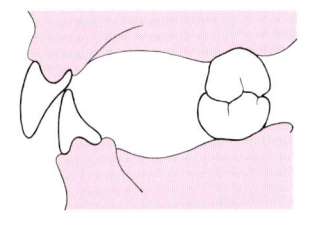
>
> 咬合挙上板の適応症は，上下顎前歯の被蓋の深い過蓋咬合である． 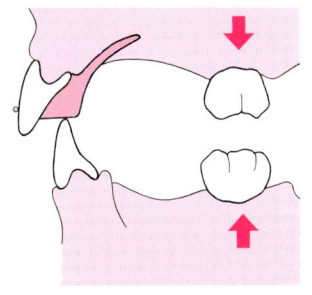
>
> 咬合挙上板を装着すると，下顎を閉口したときに下顎前歯の切縁が咬合挙上板の水平部に当たり，それ以上かみこめないため，上下顎の小臼歯，大臼歯は接触できない． 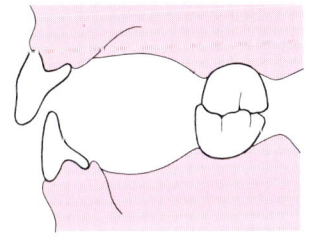
>
> 上下顎の臼歯部が徐々に延長してくる．上下顎の臼歯の咬合面が接触したとき咬合挙上板を除去すれば，前歯の被蓋は浅くなっている．

<咬合斜面板>

1．斜面の傾斜角度と大きさ

　咬合斜面板における斜面の傾斜角度と大きさは，治療効果を左右する重要な点である．その決定の手順は以下のとおりである．

① 患者さんに咬頭嵌合位をとらせ，その位置から下顎を静かに前進させると，下顎前歯の切縁は上顎前歯の舌側面に沿って下方に移動し，それに従って上下顎前歯の被蓋はしだいに浅くなる．望ましい深さになったところで下顎の前進を停止させ，そのときの下顎前歯切縁の位置を作業用模型の上顎前歯舌側面に印記する．これが斜面板の前縁の位置となる．

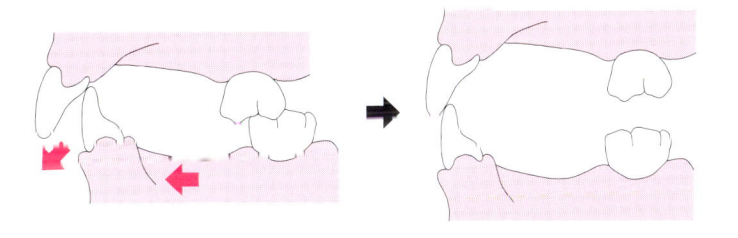

III 床矯正装置
b 咬合挙上板，咬合斜面板

② ①で設定した点を通り，咬合平面に対して45°前後の角度をもった斜面を形成する．この操作は上顎の作業用模型上に仮床をつくり，その前歯部舌側にワックスを盛って形成していくとよい．

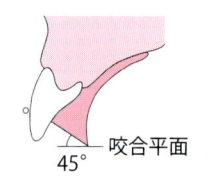

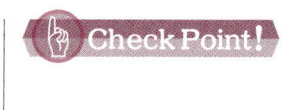

③ 咬合器に装着された下顎を閉口させ，下顎前歯の切縁がワックスの斜面に接触する点が，斜面の後縁のおおよその基準となる．

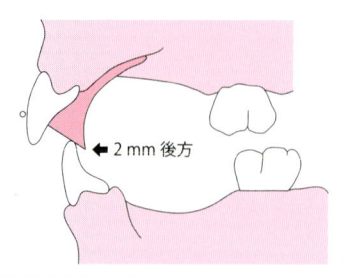

咬合斜面板の製作方法は，「a ホーレーの保定装置」を参照．

Check Point!

下顎が閉口する際の切歯路には個人差があり，簡易咬合器による下顎運動とは異なるので，余裕をもたせて2mm程度後方に斜面の後縁を設けて，ワックス仮床の斜面の形成を行う．

■咬合斜面板の作用

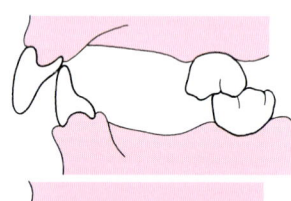

咬合斜面板の適応症は，過蓋咬合を伴う下顎遠心咬合である．

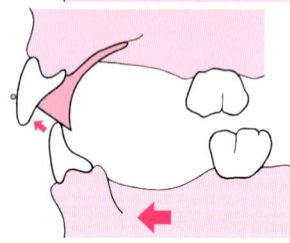

咬合平面に対して45°前後の角度をもった咬合斜面板を装着した状態で下顎を閉口すると，下顎前歯の切縁が斜面に接触する．

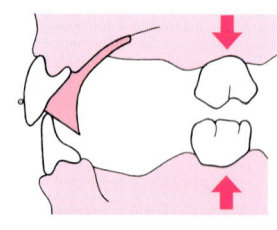

なおいっそう下顎を閉じようとすると，下顎切歯は斜面に誘導されて下顎骨全体が前方に移動する．上顎前歯の舌側面に接するまで前進したとき，上下の臼歯群の咬合面間には咬合挙上板の場合と同様な間隙ができ，常時装着しているうちに臼歯部の挺出と下顎関節部の形態の変化，筋の順応が進行する．

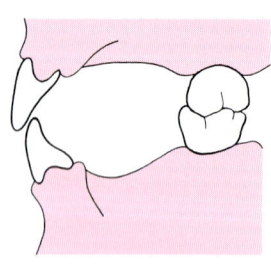

上下顎臼歯の咬合面が接触したとき，過蓋咬合と下顎遠心咬合が改善されている．

44

６ 研 磨

　咬合挙上板は水平部の厚み，咬合斜面板は斜面部の厚みによって患者さんに与える異物感が大きくなり，慣れにくいものである．そのため，床の研磨は十分に行う．

　特に水平部，斜面部の後縁がシャープなエッジをもっていると，舌の運動を妨げたり，傷つけたりするので，研磨の際には，やや丸みを帯びさせる．その他の注意事項は，「a　ホーレーの保定装置」に準ずる．

７ 完 成

研磨時の変形がないか確認をする．

Check Point!

研磨の際は接歯唇側線や維持装置を変形させないように注意する．

Ⅲ 床矯正装置

C 拡大装置

〔実習の概要〕

拡大装置は，正中口蓋縫合を離開し，顎骨そのものを拡大する急速拡大装置と，歯槽骨内での傾斜移動により歯列を拡大する緩徐拡大装置とに分類される．

①急速拡大装置（固定式拡大装置）

上顎骨の正中口蓋縫合の拡大に用いる．拡大ネジは１日２回（朝夕）１目盛ずつ（90°回転，0.2～0.25 mm），２週間で5.0～6.0 mm 拡大する．可撤式に比べて確実に拡大効果が得られ，矯正力が歯や歯根膜のみならず，顎骨にまで及ぶ．

②緩徐拡大装置（可撤式拡大装置・固定式拡大装置）

〔可撤式拡大装置〕上顎歯列弓の拡大，下顎歯列弓の拡大および個々の歯の移動に用いる．拡大ネジは２～３日間隔で１目盛ずつ拡大する．ループの場合，矯正用線は1.0～1.2 mm を用いる．

〔固定式拡大装置〕上顎用：クオドヘリクス拡大装置，下顎用：バイヘリクス拡大装置

ここでは，緩徐拡大装置のうち，拡大ネジまたはループを用いた可撤式拡大装置の製作方法を習得する．

●使用材料

(1) 石膏
(2) 直径 1.0～1.2 mm の矯正用線
(3) 直径 0.7～0.9 mm の矯正用線
(4) 直径 0.9 mm のクラスプ線
(5) 拡大ネジ
(6) パラフィンワックス
(7) 床用レジン（加熱重合レジン）
(8) レジン分離材
(9) ワックスまたはストッピング
(10) 矯正用レジン（常温重合レジン）

●使用機器

(1) 鉛筆または油性ペン
(2) 線屈曲用プライヤー（ピーソープライヤー，ヤングのプライヤー，アダムスのプライヤー）
(3) 彫刻刀
(4) ワックス形成器
(5) 重合用フラスコ
(6) ガスバーナー
(7) レジン用筆
(8) ダッペングラスまたはシリコーンカップ
(9) 技工用エンジン
(10) 糸ノコギリ
(11) 研磨用具〔タングステンカーバイドバー，ペーパーコーン，カーボランダムポイント，シリコーンポイント，ビッグポイント，レーズ用ブラシ（硬毛・軟毛），布バフ，耐水ペーパー，ロビンソンブラシ，フェルトコーン，ルージュ〕

矯正歯科技工

> **Check Point!**

〔製作順序〕

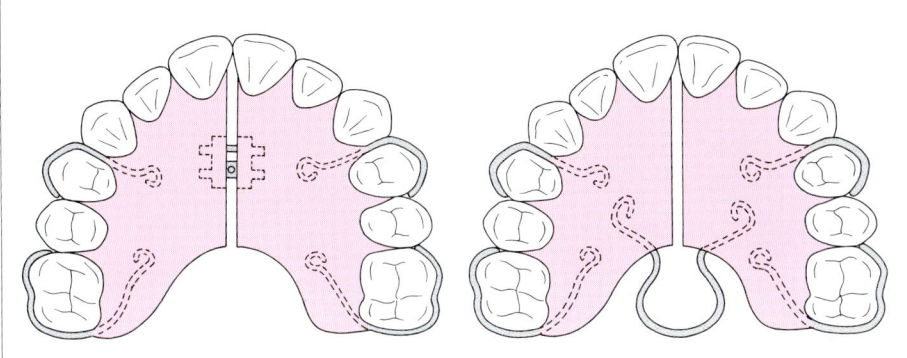

拡大ネジによる緩徐拡大装置　　　　　ループによる緩徐拡大装置

① 作業用模型の製作

「a　ホーレーの保定装置」の製作方法に準ずる．

② 外形線の記入

❶ 床外形線の記入

　床は上顎口蓋部，下顎舌側歯肉部に接するレジン床の部分で装置の主体をなし，クラスプや補助弾線を保持する．

　床外形線は，前歯部では基底結節を覆い，臼歯部では歯冠長の1/2まで覆う．床後縁は最後臼歯の遠心面を連ねた線までとする．

❷ 接歯唇側線の記入

「a　ホーレーの保定装置」の製作方法に準ずる．

> 接歯唇側線は，症例により使用しないこともある．

❸ 維持装置設計線の記入

　維持装置には，シュワルツのクラスプ，アダムスのクラスプ，単純鉤，ボールクラスプが用いられる．

47

❹ 拡大ネジ設定線の記入

拡大ネジは，正中口蓋縫線上に設定する．
拡大ネジの要件は，以下のとおりである．

① 水平的に拡大するため2本の誘導棒を有すること（誘導棒の距離の広いもの）．

② ネジ部分はできるだけ平らであること．

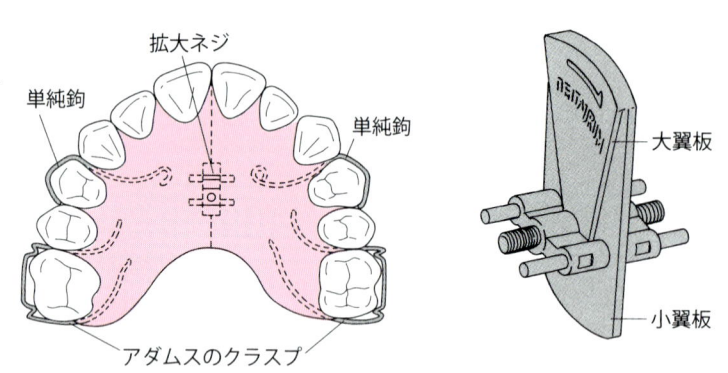

図中ラベル：拡大ネジ，単純鉤，単純鉤，アダムスのクラスプ，大翼板，小翼板
注：第二大臼歯が萌出している場合は，第二大臼歯まで床を覆う．

❸ 維持装置の屈曲

「a　ホーレーの保定装置」の製作方法に準ずる．

❹ 拡大ネジの適合

口蓋部に沿って，小翼板の底面を削り，調整する．

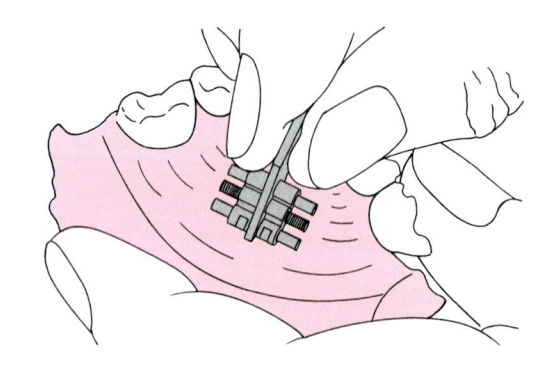

矯正歯科技工

> **Check Point!**
>
> 固定式の場合は必ず矢印の方向は口蓋後縁方向にする．

❺ レジン床の製作

＜加熱重合レジンを用いる場合＞

① ワックスまたはストッピングを用いて維持装置を固定する．

② パラフィンワックスを圧接する．

③ 拡大ネジ設定部分のワックスを削除する．

④ 拡大ネジを固定する（回転方向に注意する）．

⑤ 床部分の厚さを調整する．

⑥ 通法により埋没・重合する．

＜常温重合レジンを用いる場合＞

① レジン分離材を塗布する．

② ワックスまたはストッピングを用いて維持装置を固定する．

③ 拡大ネジを固定する（回転方向に注意する）．ネジの位置を固定するために，小翼板の口蓋側の部分が作業用模型の口蓋正中部に嵌入できるように，彫刻刀またはバーで模型に溝をつくってはめこむ．

④ ふりかけ法（筆積み法）によって，床全体を築盛する．

❻ 研 磨

① 装置全体を模型から外す．

② レジン床を模型から外す前に，大翼板，小翼板を除去する．

③ 通法によりレジン床の研磨を行う．

III 床矯正装置
c 拡大装置

❼ 床の分割

① 正中口蓋縫合に沿って，鉛筆または油性ペンで分割線を印記する．

② 分割線に沿って，床を糸ノコギリで分割する．

❽ 完 成

拡大ネジが適切に動作するか，付属のキーを用いて確認する．

Check Point!

誤飲・誤嚥などの事故を避けるため，拡大ネジのキーにはリボンなどをつけておくとよい．

Ⅳ 機能的顎矯正装置 (アクチバトール, F.K.O.)

〔実習の概要〕

　機能的顎矯正装置とは，構成咬合位で構成咬合器に装着された作業用模型で製作される，筋の機能力を矯正力として用いた矯正装置である．反対咬合，上顎前突，交叉咬合などの治療に用いられ，保定装置としても使用されることがある．

　本装置の適応期は一般的には乳歯列期〜混合歯列期であり，主として夜間の睡眠時にのみ使用されるので，外観に触れることなく咀嚼や発音を妨げることがないという利点がある．

　ここでは，機能的顎矯正装置の構成要素や製作順序および製作時の注意点を理解，習得する．

● 使用材料
(1) 石膏
(2) バイトワックス
(3) ビンディングワイヤー
(4) 直径 0.9 mm の矯正用線
(5) パラフィンワックス（2枚）
(6) レジン分離材
(7) 界面活性剤
(8) 石膏分離材
(9) 加熱重合レジン

● 使用機器
(1) 構成咬合器
(2) 鉛筆または油性ペン
(3) 線屈曲用プライヤー（ピーソープライヤー，ヤングのプライヤー）
(4) 彫刻刀
(5) ワックス形成器
(6) 専用トーチ
(7) アクチバトール用フラスコ（全部床義歯用のフラスコを代用してもよい）
(8) 研磨用具〔タングステンカーバイドバー，サンドペーパー，シリコーンポイント，ビックポイント，レーズ用ブラシ（硬毛・軟毛），バフ〕

Ⅳ 機能的顎矯正装置（アクチバトール，F.K.O.）

〔製作順序〕

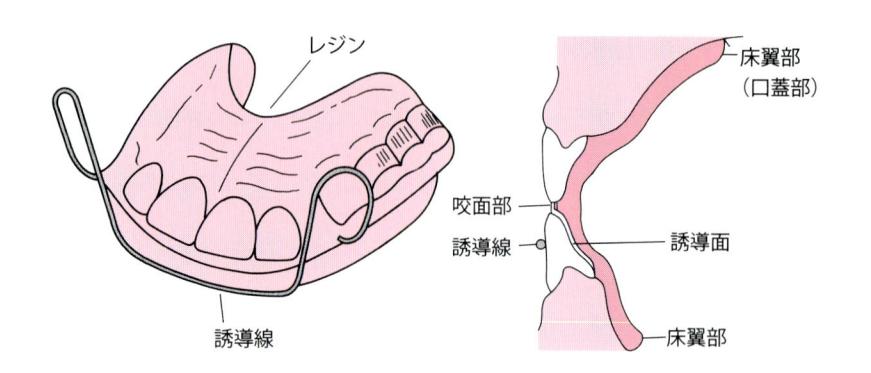

アクチバトール（F.K.O.）の基本的な形は，誘導線と一塊のレジンからなる．

　床翼部：上下顎舌側の粘膜に接する部分
　咬面部：上下顎の臼歯部の咬合面に接する部分
　誘導面：上下顎の前歯・臼歯部の舌側面に接する部分
　誘導線：前歯唇側面に軽く接して筋の機能力を歯に伝える．上顎あるいは下顎の顎内誘導線と，上下顎にわたる顎間誘導線とがある

❶ 作業用模型の製作

　一般的には，混合歯列期における前歯部反対咬合（下顎前突）の模型を製作する．

❷ 構成咬合採得

　作業用模型上で，上下顎切歯切縁間距離が1～2mm程度で切端咬合の状態で臼歯部は咬頭対咬頭の位置で3～5mm程度離開させた状態で行う．

❸ 咬合器装着

① 構成咬合採得したワックスバイトを作業用模型にかませて，ビンディングワイヤーでしっかり固定する．

② 咬合器下部の石膏保持部に石膏泥を満たし，さらに少量の石膏泥をその上に盛り上げる．

Check Point!

なるべく咬合器の後方に取り付ける．

ワックスバイトが咬合器のほぼ中央の高さにくるようにする．

咬合器の着脱部が浮かないように，よく適合・密着させる．

③ 水に浸した作業用模型を石膏泥の上に載せる．

④ 作業用模型の上顎基底部の上に石膏泥を盛る．

⑤ 咬合器上部を載せて，石膏保持部を石膏泥で満たす．

⑥ 咬合器装着完了．

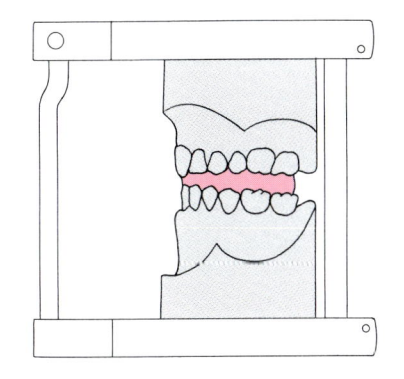

4 外形線の記入

1 誘導線の記入

　顎間誘導線を例にとると，下顎切歯の歯冠のほぼ中央を通り，下顎犬歯の近心1/3から上顎犬歯近心面に向かう線を描く．犬歯歯頸部と歯肉頰移行部との中間程度の高さにループをつくり，犬歯遠心面を通り口蓋面に至る．

　口蓋面における維持部の形態は，レジン内に矯正用線が保持されるのであれば，どのような形態でもよい．

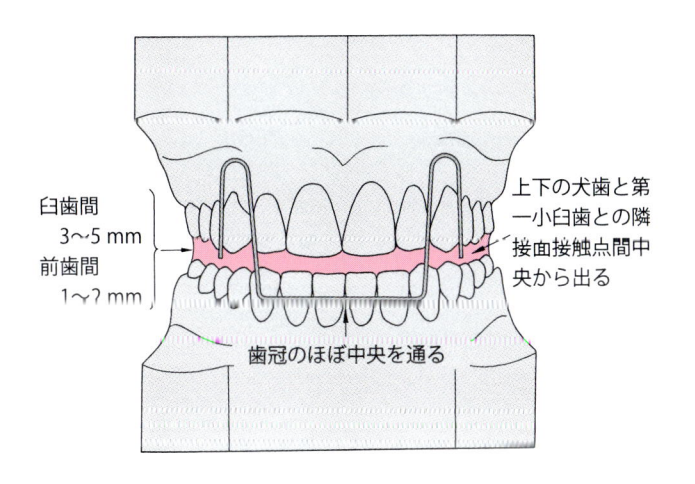

臼歯間 3〜5 mm
前歯間 1〜2 mm

上下の犬歯と第一小臼歯との隣接面接触点間中央から出る

歯冠のほぼ中央を通る

IV 機能的顎矯正装置（アクチバトール，F.K.O.）

❷ 床外形線の記入

床外形線は，上下顎ともに臼歯部においては頰側咬頭頂を連ね，前歯部においては切縁を通るように設定する．舌側および口蓋側は床矯正装置に準ずるが（p. 32 参照），あまり大きくならないように注意する．特に舌小帯部は十分に避ける．

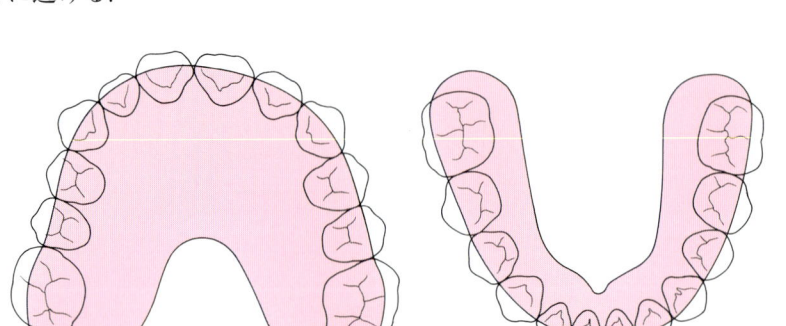

❺ 誘導線の屈曲

床から唇側に出る誘導線の上下的な位置決定には，必ず構成咬合器の上下の台を正確に取り付けて，上下顎歯列の間隙を観察し，その中央から出るように留意しないと，誘導面や咬面部の形成，削除にあたって，誘導線がそれらの操作を妨げる結果となる．

誘導線の屈曲は，以下の点に注意して行う．

① 屈曲は中央から始めても一端から始めてもよい．

② 犬歯と第一小臼歯との間を通る部分は，上下顎咬合面のほぼ中央を通る．

③ ループの高さは歯頸部と歯肉頰移行部とのほぼ中間，ループは歯肉から 0.5 mm 程度浮かす．

④ 前歯歯頸部から 1/2〜1/3 くらいのところで個々の歯の唇側面にそれぞれ軽く 1 点で触れる．

⑤ 屈曲にはできるだけ手指を使い，必要な部分だけプライヤーを使う．

矯正歯科技工

Check Point!

■誘導線の種類

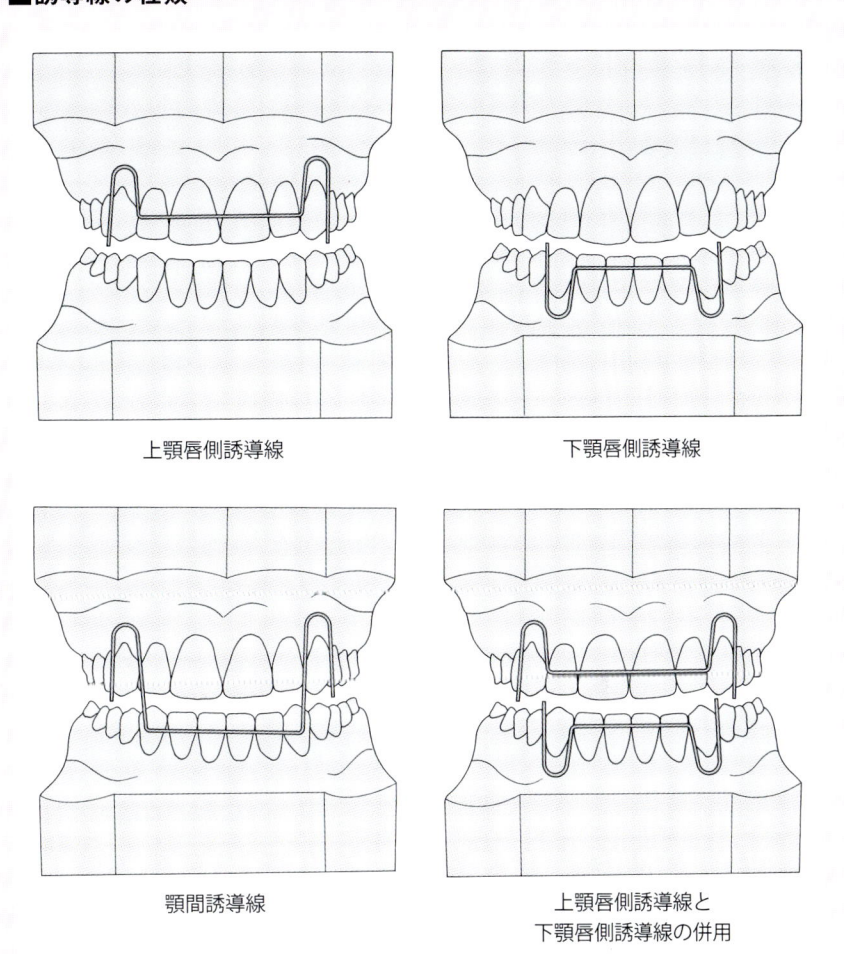

上顎唇側誘導線　　　　　　　　下顎唇側誘導線

顎間誘導線　　　　　　　　　　上顎唇側誘導線と
　　　　　　　　　　　　　　　下顎唇側誘導線の併用

6 ワックス仮床の形成（上顎，下顎）

① 装置が完成して治療の段階に入ったとき，誘導面の形成というきわめて重要な作業が行われる．その際，装置の表面に各歯の歯頸線が明瞭に出ていないと的確な操作ができない．したがって，この段階で前準備として，作業用模型の歯頸線を彫刻刀で深めに刻描し，咬合面や歯頸部の気泡を取り除いておく．

② 作業用模型を十分水に浸す，あるいはワックス分離材を塗布する．

③ 作業用模型に軟化したパラフィンワックスを十分圧接する．特に舌側歯頸部，咬合面が明瞭に現れていなければ，加熱したワックス形成器で部分的にワックス仮床の表面を溶かし，そこにワックスの小片を当てて修正する．

ワックス仮床形成の際の注意事項は，①舌側面や咬合面，粘膜面の形態を正しく印記する，②手指による圧迫が困難な場所では，彫刻刀の小スプーン状の裏面で圧迫するとよい，③不用意な加圧を行うと前歯が破折しやすいので特に注意する．

Ⅳ 機能的顎矯正装置（アクチバトール，F.K.O.）

④ パラフィンワックスの圧接が完了したら，作業用模型上の外形線に沿って彫刻刀で切除し，ワックス仮床を完成する．

❼ 誘導線の取り付け

屈曲済みの誘導線を外形線に合わせて装着し，前歯唇側面の水平部を手指で保持して，誘導線の保持部（脚部）と上顎のワックス仮床とを連結する．

❽ ワックスパターンの形成

① 軟化したワックスを馬蹄形にして，作業用模型の舌側から押し込む．このとき，構成咬合器が押し上げられて上顎部と下顎部との適合が狂わないように注意する．軟化したワックスを下顎模型咬合面に沿って載せて，上顎模型をかませて咬合器の着脱部が合うまで，押しつけるようにしてもよい．

② はみ出した過剰のワックスを除去する．上下顎の仮床との間に空隙があれば，ワックスで埋めて形成する．

③ 舌側もワックス形成器を用いて形成する．

④ 最後に専用トーチの火炎を当てて面を滑沢にする．

❾ 埋没，重合

① ワックスパターンの表面に気泡が入らないように，界面活性剤を塗布する．

② 舌側面以外のすべての面に石膏を塗布する．誘導線も一次埋没されるが，重合終了後の割り出しの際に誘導線が変形を起こさないように，一次埋没の表層に当たるようにする．

③ 二次埋没前に，一次埋没した石膏面に石膏分離材を塗布する．

Check Point!

誘導線取り付けの際の注意事項は，①誘導線の脚部を加熱しすぎない，②ワックスの加熱を避ける，③誘導線を正しい位置におく，④ワックス仮床が模型から浮き上がらないように注意する．

ワックスアップの際の注意事項は，床が厚すぎると，睡眠中であっても違和感から無意識に装置を口腔外に出してしまうので，床の形態は強度の許すかぎり薄く仕上げ，舌の空間を十分にとるように形成する．

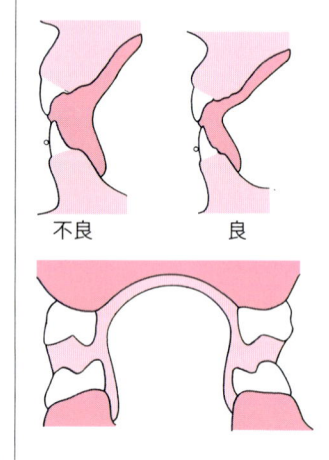

不良　　　良

臼歯の遠心部は分離材およびレジンの道路とするために埋没しない．

石膏分離材の塗布は重合完了後の分割操作を容易にするために行う．

Check Point!

④ 二次埋没では，舌側面に当たるワックス面を上方に露出させる．誘導線の部分が下輪の底面に接した状態で埋没する．

⑤ 通法に従って分離材を塗布し，上輪の埋没を行う．

⑥ 55～60℃の温湯中に8～10分間浸漬して，ワックスパターンを軟化する．内部のワックスはほどよく軟化して，ほぼ一塊として取り出すことができる．

⑦ 多量のレジンを注入しすぎると，フラスコ内部の石膏に亀裂が生じたりするので，適量のレジンを注意深く，数回に分けてプレスする．

⑩ 研 磨

1 開 輪

　義歯の製作と同様，破折しないように注意深く開輪する．特に誘導線を変形させたり，床翼部の破折を起こさないように注意する．

2 研 磨

　本装置は歯列の内側に装着されるため違和感が大きいが，舌が触れる面の研磨を十分に行うことによって，違和感を最小限に留めることができる．

⑪ 完 成

装置完成時の最終確認のポイントは以下のとおりである．

① 辺縁部などがシャープになっていないか．

② 咬合面や口蓋側にルージュが残っていないか．

V リップバンパー

〔実習の概要〕

リップバンパーは，下唇の筋の機能圧を利用して，下顎大臼歯の近心移動の防止や遠心移動を行うための装置である．下顎に用いられる．

口唇を閉じているときの下唇の力をバンパー（受圧板）で受け止め，その力を第一大臼歯に伝えて遠心への移動力とする．下顎前歯とバンパーが接触しないように，数 mm の間隙をもたせて製作する．

ここでは，装置の目的および用途，構成要素を理解し，使用材料および製作方法について理解・習得する．

● 使用材料
- （1）石膏
- （2）維持バンド
- （3）アルジネート印象材
- （4）頰面管（内径 1.0 mm）
- （5）線ろう
- （6）直径 1.0 mm の矯正用線（唇側弧線）
- （7）直径 0.7 mm の矯正用線（バンパーの枠およびストッパー）
- （8）パラフィンワックス
- （9）常温重合レジン
- （10）スズ箔またはシートワックス

● 使用機器
- （1）バンドプッシャー
- （2）バンドリムービングプライヤー
- （3）ろう付け台※
- （4）専用トーチ
- （5）切下げ
- （6）線屈曲用プライヤー（ヤングのプライヤー，ピーソープライヤー）
- （7）ワイヤーニッパー
- （8）技工用エンジン
- （9）研磨用具（カーボランダムポイント，ペーパーコーン，シリコーンポイント，ロビンソンブラシ，バフ，ルージュ）

※維持バンドに維持装置をろう付けしたり，主線と脚部をろう付けする際，作業用模型を安定させるために用いる．サベイヤーの固定台を応用するのもよい．

V リップバンパー

〔製作順序〕

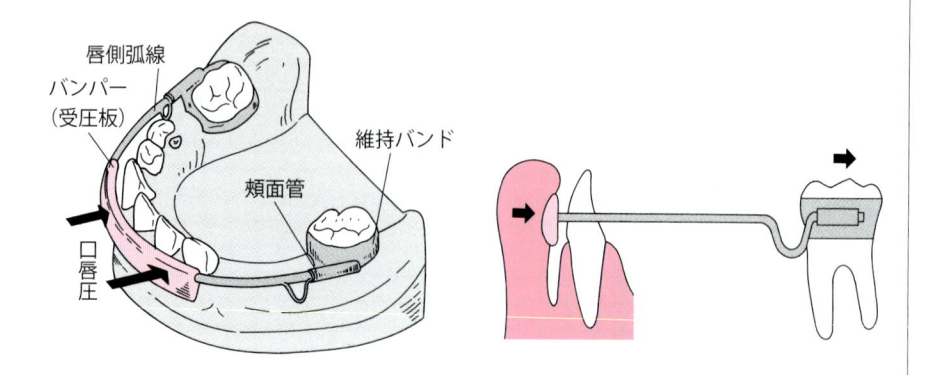

① 模型の製作

「a 舌側弧線装置」の製作方法に準ずる.

② 維持バンドの調整

「a 舌側弧線装置」の製作方法に準ずる.

③ 作業用模型の製作

「a 舌側弧線装置」の製作方法に準ずる.

④ 頰面管のろう付け

① 維持バンドの頰側面中央部に十分にろうを流す.

② 頰面管を歯冠の歯頸部寄り1/3,歯冠の中央から1/3近心寄りにろう付けする.

Check Point!

スポットウェルダーによる仮着後,ろうを流す方法もある.
遠心寄りにろう付けすると頰粘膜を傷つけることがある.

矯正歯科技工

Check Point!

❺ 唇側弧線の屈曲

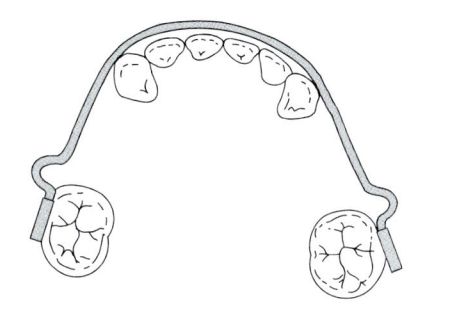

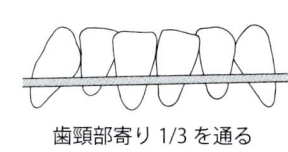

歯頸部寄り1/3を通る

① 唇側弧線（直径1.0 mmの矯正用線）は，前歯部で対合歯に触れないように歯頸部寄りを通り（歯頸部1/3），唇側面から2〜3 mm離す．

② 口唇の圧力が有効に大臼歯に伝わるように，唇側弧線は側方歯の頰側面には触れないようにする．

❻ ストッパーの製作

① 唇側弧線が唇側面から2〜3 mm離れるように，パラフィンワックスでリリーフする

② 大臼歯の遠心移動が進むに従ってループを開大させていく必要がある．調節しやすいように，ループの高さは5〜7 mm，幅5 mmくらいが適当である

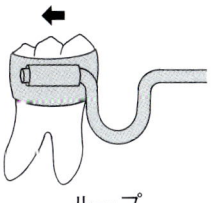

極端なオーバージェットの場合はリリーフを行わない場合もある．

ループ
ループを開大させることで，矯正力が遠心に向かって増大する．

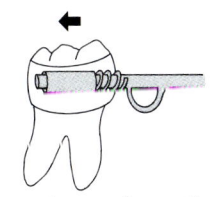

コイルスプリング
コイルを近心方向に巻きつけ，長さを延長することで，矯正力が遠心に向かって増大する．

V リップバンパー

❼ バンパー（受圧板）の製作

① バンパー（受圧板）の部位には，直径 0.7 mm の矯正用線で犬歯の近心から反対側の犬歯の近心までの幅（7～8 mm）で，切歯の歯頸部よりやや下までくるように唇側弧線とろう付けする．

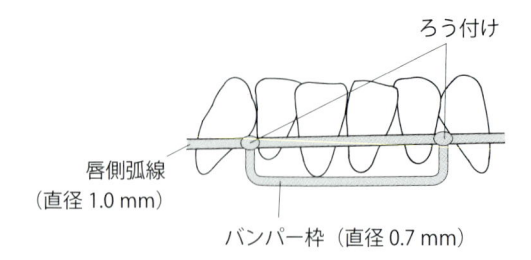

ろう付け
唇側弧線（直径 1.0 mm）
バンパー枠（直径 0.7 mm）

② ろう付け部を研磨した後，バンパーの枠の歯面側にスズ箔またはシートワックスを当てがい，枠の中に常温重合レジンで厚さ 1 mm 程度の板を形成する．

❽ 研 磨

① レジン，矯正用線の変形を起こさないように注意する．

② バンパーの下縁が口唇を傷つけないように，十分丸みをもたせるため十分に研磨をする．

❾ 完 成

維持バンドの頬面管に唇側弧線を挿入しながら，下顎前歯とバンパーが接触していないか確認する．

Check Point!

唇側弧線とバンパーが一体となった既製品が多く用いられるようになっている．

Ⅵ 顎態模型

〔実習の概要〕

　顎態模型とは，Simon（ジモン）によって考案された模型で，顔面頭蓋と上下顎歯列の位置関係を模型上で診査することができる．

　顎態模型には，眼耳平面（フランクフルト平面），正中矢状平面，眼窩平面の3平面（ジモンの三平面）が再現されているため，頭蓋に対する上下顎歯列の位置，また咬合面の傾きなどを把握できる．

　ここでは，顎態模型の目的および用途，3平面診断法を理解し，使用材料および製作方法について理解・習得する．

●使用材料
（1）アルジネート印象材　　　　　　　（2）上下顎模型（硬質石膏）
（3）モデリングコンパウンド　　　　　（4）石鹸

●使用機器
（1）顎態模型調製器　　　　　　　　　（2）スタンプバー，彫刻刀
（3）矯正用二連トリマー　　　　　　　（4）ゴム枠
（5）サンドペーパーまたは耐水ペーパー　（6）乾燥器

VI 顎態模型

〔製作順序〕

① 印象採得

採得された印象の必要条件は，以下のとおりである．

① 歯，歯列の形態が明瞭に印象されていること．

② 唇側，頰側において，歯肉頰移行部まで十分印象材が入って，歯列以外の形態も明瞭に印象されていること．

③ 口蓋の形態が正確に印象されていること．

■ Simon が応用した3平面

① 眼耳平面（フランクフルト平面）

左右の眼窩下点と耳点によってつくられる平面で，人類学ではヒトが直立して正面を向いているとき，この平面は水平面に最も近いとされている．

② 正中矢状平面

上顎の正中口蓋縫合を通り，眼耳平面に直交するもので，模型が完成したとき，上顎につけられた台の正中線として表現されている．

③ 眼窩平面

左右の眼窩下点を通り，眼耳平面に直交する平面で，Simon が創案した平面である．

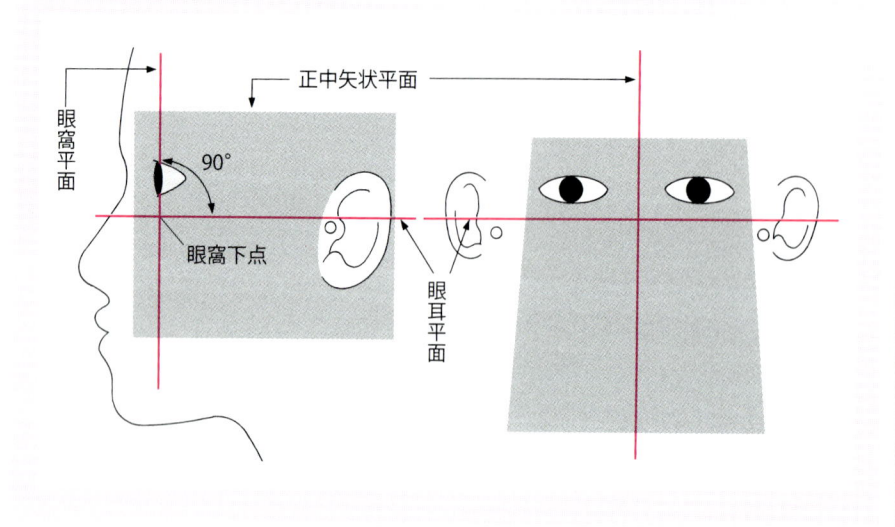

Check Point!

❷ 石膏の注入

　顎態模型は，破損することなく将来永く保存されねばならないことと，歯や歯列の計測にあたって摩耗や破折を少なくするため，少なくとも歯の部分は硬質石膏を注入することが望ましい．

❸ 計　測

　顎態模型調製器を用いて計測する．事前に顎態模型調製器の各器具の名称および計測の術式を十分理解しておくこと．

1. 顎態模型調製器取り扱い上の注意事項

① 指示針を合わせるときに，特に患者さんの眼を傷つけないように注意する．

② 器具の可動部を間違えないこと．

③ 器具に付着したモデリングコンパウンドや石膏はすぐに取り除いておくこと．

■3平面による評価法

① 眼耳平面を基準として
　Simonが考案した顎態模型の原型は，上顎歯列から眼耳平面（フランクフルト平面）までの距離をそのまま上顎模型の高さとしているため，その高さの大小によって上顎部の垂直発育の良否を判定できる．

② 正中矢状平面を基準として
　正中矢状平面が上顎模型の前面に作られる角の頂点から後縁に至る垂線によって表現されているので，歯列弓の狭窄と開大，左右対称性を判定できる．

③ 眼窩平面を基準として
　上顎基底面に，眼窩平面の通窩位置が線で記入されている．そのため，上下歯列弓の前後的な位置の変化を判定できる．

Ⅵ 顎態模型

■眼窩下点・耳点の設定

　患者さんに正面遠方を注視させたときの瞳孔の直下で，骨部眼窩下縁に相当する皮膚面上の点を眼窩下点とする．耳珠の上方の付け根を耳点とする．

　一般的には，眼窩下点，耳点に黒くマークをつけることが多い．

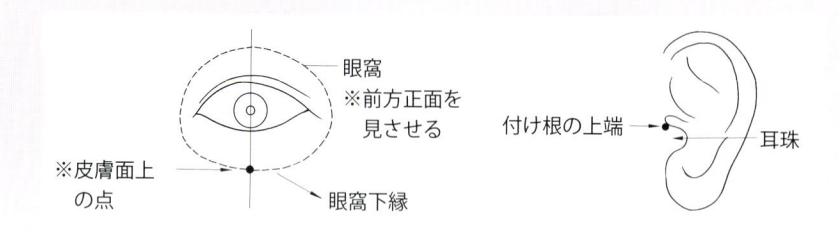

2. 計測上の注意事項

① 計測後，上顎模型をモデリングコンパウンドに固定し，プラスチック板を4本の指示針上に置くときは，右側（患者側）の眼点指示針を調節して安定させる．

② プラスチック板は，一般的には10 mm，上顎骨の垂直発育がよい症例では15 mm下げる．

③ プラスチック板を10，15 mm下げるときは，専用定規の線を基準にする．定規の下の線で10 mm，上の線で15 mm下げたことになる．

④ 眼窩平面の通過位置を表す線を忘れないように，眼点指示針2本と専用定規を用いて上顎模型基底面に記入する（スタンプバーや彫刻刀などで細い溝を彫る）．

❹ 基底部の石膏追加

　上下顎の基底面が決まったら，上下顎模型と基底面の薄い石膏板の間に石膏を満たす．

基底面の薄い石膏板を割らないように注意する．

矯正歯科技工

> **Check Point!**
> 先に上顎を調整して，上顎に合わせて下顎を調整する．
>
> 著しい歯列異常から「**1** 上顎模型の調整」に合わない模型は，そのつど，担当の教員に対応を聞くこと．

5 模型の調整

1 上顎模型の調整

① 上顎最後臼歯から1cm後方に，正中に直角な線を引いて後縁とする（AB）．

② 犬歯尖頭と第一大臼歯中心窩を連ねた線に平行で，歯肉頬移行部より約3mm外方の線を引く（DA，EB）．

③ 左右犬歯尖頭を結んだ線（DE）と正中が交わった点（O）から，正中線上にDEの1/4の長さの支点Pをとり，コンパスなどでDとEを通る弧を描く．

④ 弧と正中が交わった点（I）と，DとEを結ぶ線を引く（IE，ID）．

⑤ EAとDBを引く．

⑥ EA，DBに直角に交わる2cmの長さの線（FG，HJ）を定める．

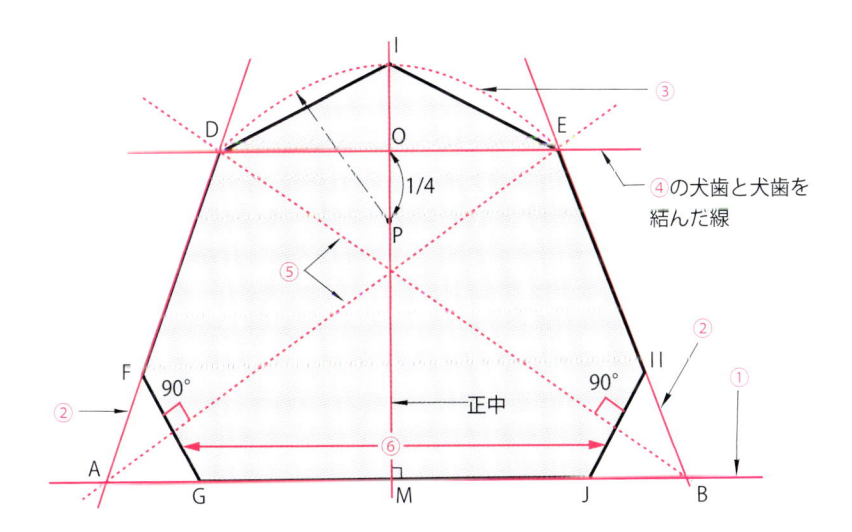

2 下顎模型の調整

上顎模型を調整した後，上下顎を咬頭嵌合位で咬合させ，上顎に合わせて下顎を調整する．なお，下顎前歯部においては，**1** ③で描いた弧に従って削除する．

⑥ 歯肉頬移行部，各小帯部の調整

① 調整が完了した上下顎模型に新たに気泡が発生した場合には，石膏泥を指先で塗りこんで填入しておく．

② 上下顎とも正面，側面からの観察によって，歯肉頬移行部が見通せるように削除する．ただし，上唇，下唇，頬小帯はその形態を残すよう形成する．

③ 下顎歯列の舌側部は舌小帯の付着部の形を残し，平滑に形成する．

④ スタンプバー，彫刻刀で形成の終わった模型は吸水させた後，サンドペーパーまたは耐水ペーパーで仕上げ研磨を行う．

> **Check Point!**
> 模型の削除には，スタンプバーや彫刻刀を使用する．

⑦ 模型の乾燥

調整の完了した模型はティッシュペーパーなどで覆い，ゴミやホコリの付着を防いで乾燥させる．

乾燥器を用いる場合は，45℃，60分間乾燥，室内では2〜3日間放置して乾燥させる．

⑧ ソーピング

① 10％石鹸水溶液を用いて，浸透温度42〜45℃，浸透時間20分間でソーピングを行う．

② ソーピング完了後，42〜45℃の温水に漬け，表面に付着した過剰の石鹸水溶液を洗い落とす．

③ 柔らかい布を用いて，流水下で模型の表面のつやを出す．

> 石鹸は白色の化粧石鹸を用いて，こまかく砕いて水に溶かす．専用液として市販されているソーピング液もある．

❾ 完 成

　下顎模型の後縁部基底に，印象採得の年月日，患者名などを記入する（実習では，学生番号，名前を刻印，墨入れする）．

小児歯科技工

I 乳歯冠

〔実習の概要〕

乳歯の実質欠損が大きく，充塡などでは修復が困難な場合に，歯質の保護を目的として乳歯冠による修復が行われる．
ここでは，歯科技工士が模型をもとに間接法で行う，乳歯冠の製作方法を習得する．

●使用材料
（1）石膏　　　　　　　　　　　　　（2）アルジネート印象材
（3）石膏分離材　　　　　　　　　　（4）石松子（せきしょうし）
（5）メロット　　　　　　　　　　　（6）乳歯用既製金属冠

●使用機器
（1）実習用乳歯列模型　　　　　　　（2）石膏ノコギリ
（3）ゴムリング　　　　　　　　　　（4）メロット鍋
（5）無縫冠調整器（メロット分割器，縮頸リング，咬合面用リング，槌打棒，分割タガネ）
（6）デンチメーター，ビンディングワイヤー　　（7）槌打用ハンマー
（8）油性ペンまたは彫刻刀　　　　　（9）金冠バサミ（曲）
（10）技工用エンジン
（11）研磨用具（カーボランダムポイント，ペーパーコーン，シリコーンポイント，シャモアホイール，ロビンソンブラシ，ルージュ）

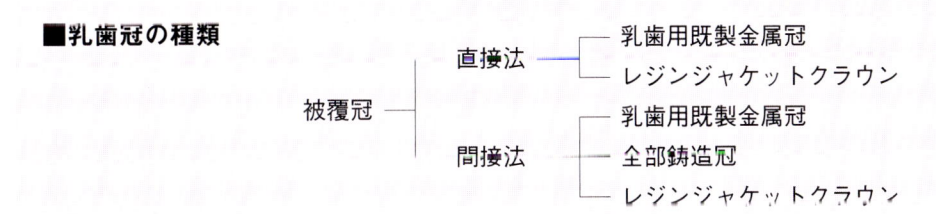

■乳歯冠の種類

被覆冠 ─┬─ 直接法 ─┬─ 乳歯用既製金属冠
　　　　│　　　　　 └─ レジンジャケットクラウン
　　　　└─ 間接法 ─┬─ 乳歯用既製金属冠
　　　　　　　　　　├─ 全部鋳造冠
　　　　　　　　　　└─ レジンジャケットクラウン

●乳歯用既製金属冠

乳臼歯で歯面に広範囲の齲蝕がある場合などに，歯質の削除量をなるべく少なくして歯冠部を回復するために用いるニッケルクロム合金やステンレススチール製の無縫金属冠である．比較的短時間に歯冠部の回復，対合歯の挺出防止，近遠心的空隙の保持ができるので，乳歯の歯冠修復法として多用されている．

●レジンジャケットクラウン

歯冠全体を歯冠色レジンだけで製作する被覆冠である．アクリルレジンまたは硬質レジンが使用される．アクリルレジンは主として暫間被覆冠，硬質レジンは最終補綴物として用いられる．

I 乳歯冠

〔製作順序〕

$\overline{E|}$支台による修復例を示す．

① 作業用模型の製作

作業用模型の厚みは歯型の長さ（20～25 mm）を考慮に入れて製作する．

Check Point!

後に歯型（支台歯となる部分）を分割するため，提出用模型が必要な場合は2個製作する．

② 咬合器装着

間接法では，歯科医師による咬合採得で得られたバイトワックスを用いて上下顎模型を咬合させてバインディングワイヤーで結紮するか，ワックスで固定して咬合器に装着する．

現在は，歯科医師が直接口腔内で製作する直接法が多くなっている．

③ 歯型の製作

① 石膏ノコギリで$\overline{E|}$のみを切り離して，歯型を製作する．

② 咬合面の打ち出し（p.79参照）のときに操作しやすいように，咬合面に直角に分割する．

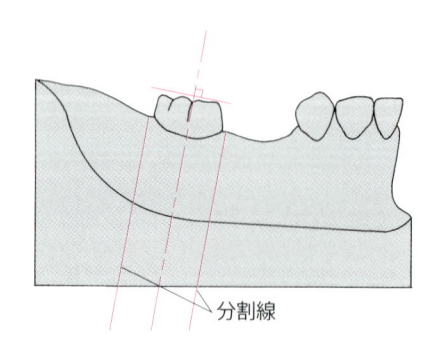

分割線

小児歯科技工

Check Point!
cでアンダーカットが大きい場合，メロット打ち出し時に歯頸部にしわが入りやすいので注意する．

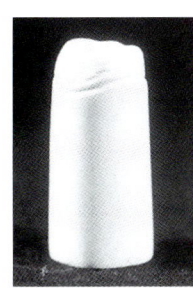

歯型の高さ（20～25 mm）が足りない場合，ワックス，石膏などで修正する．

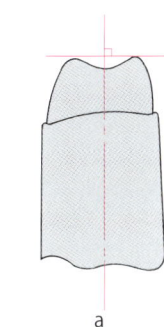

a
咬合面に直角に側面を仕上げる．大きさは槌打棒の内径に入るようにする．

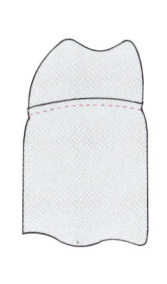

b
歯肉縁下を0.5～1.0 mm掘り下げる．

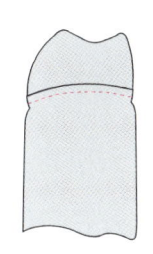

c
さらにベベルを形成する．

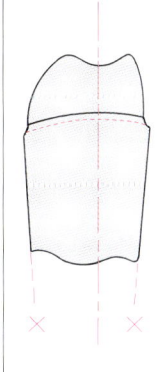

図のように歯型側面を仕上げると，不可逆性の印象材を使用した場合，歯型を抜きとる際に印象が変形するか，歯型表面と印象内面が強く接触しながら抜くことになり，歯型の原型を損なうことがある．

❹ ゴムリング内での印象

歯型に石膏分離材を塗布した後，アルジネート印象材を満たしたゴムリング内で印象を行う．

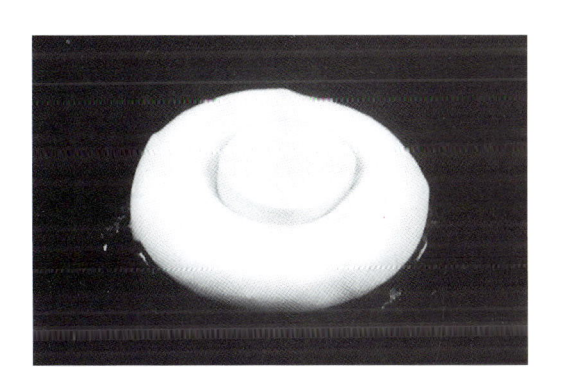

歯型はまっすぐに挿入して気泡が入らないようにする．

I 乳歯冠

❺ メロットの注入

① 分離材として石松子を用いる．

② メロットを注入する．注入温度が低いと，なめられ（湯まわり不良）によって辺縁などの鋭利な部分が再現されない場合がある．逆に高すぎると，メロットダイの表面性状に影響を及ぼす．

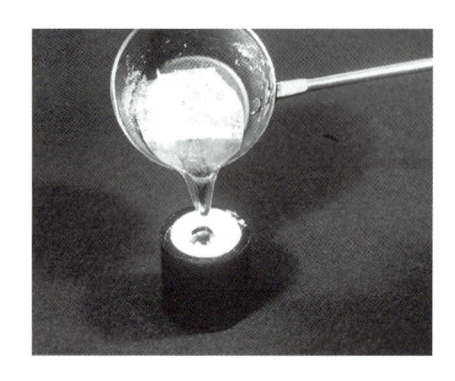

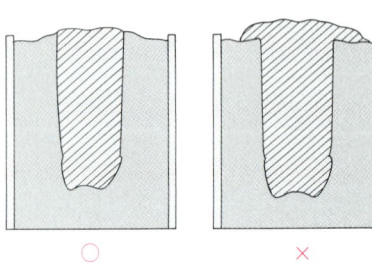

○　　×
メロットは，ゴムリング上面にはみ出すまで注入しない．

❻ メロットダイの完成

① メロットダイの表面が正確に再現されているか十分に点検する．

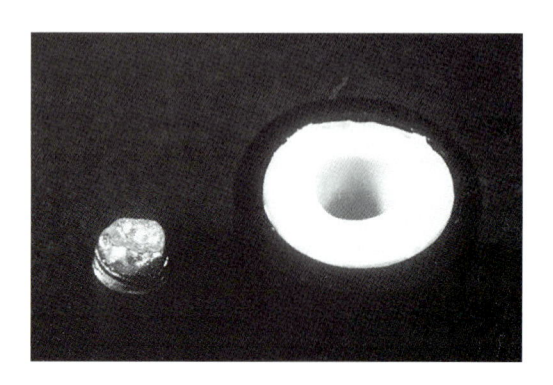

② 「咬合面打ち出し用」「全体の打ち出し用」の計2個製作しておくと，打ち出し時にダイが変形しても，再打ち出しが可能となる．

Check Point!

石松子とは，ヒカゲノカズラまたは同属植物の胞子で，直径25～40μm，淡黄色の粉末である．湿気を防ぐため，水分を含むアルジネート印象材表面を覆うことによって，溶解されたメロット溶湯の焼付きを防止できる．

メロット（メロットメタル）はMellotte, G.W.により開発されたビスマス・スズ・鉛三元合金であるが，現在ではその組成はやや異なっている．大略ビスマス45％，スズ27％，鉛26％で，凝固完了温度93～96℃，ビッカース硬さ11～15で，凝固時わずかに膨張する．

メロットダイは，金属冠，特に帯冠をつくる目的でつくられた合金の歯型．使用する合金（メロットメタル）は機械的性質を犠牲にしてできるだけ融点を低くし，かつ流動性に富んだ易溶合金（最低融点66.7℃）である．

小児歯科技工

Check Point!

❼ 陰型の製作

無縫冠調製器で陰型を製作する．

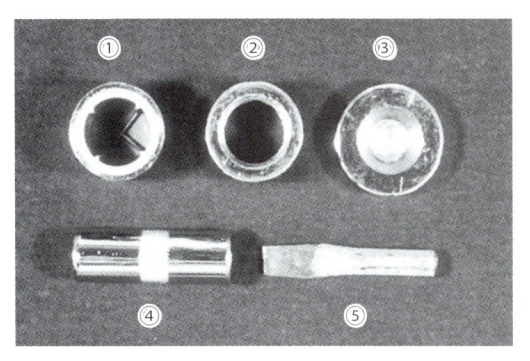

無縫冠調製器の名称
①メロット分割器，②縮頸リング，
③咬合面用リング，④槌打棒，⑤分割タガネ

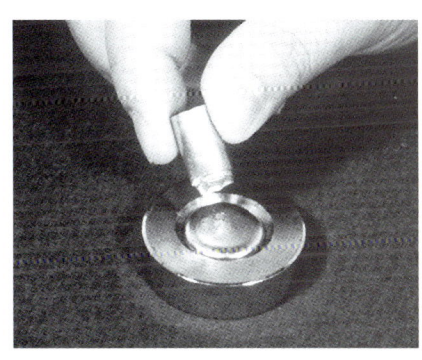

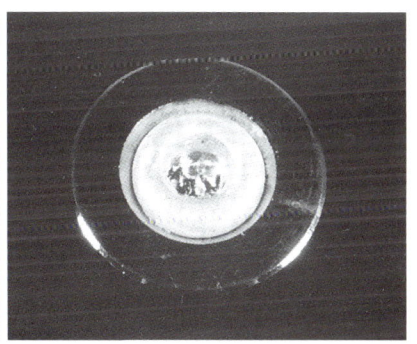

① 咬合面のみの陰型用メロットを製作する．

② 歯冠全体を含む陰型用メロットを製作する．

溶けたメロットは熱いので，指先で触れないように注意する．

ダイを沈めてしまうと後の割り出しが困難になるため，挿入する深さに注意する．

温度の高いメロットを入れると内面のゴムが焼けるので，最低融点に近い温度にすること．

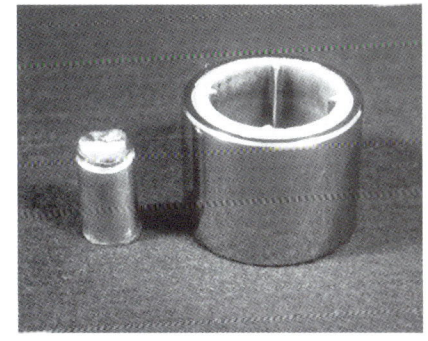

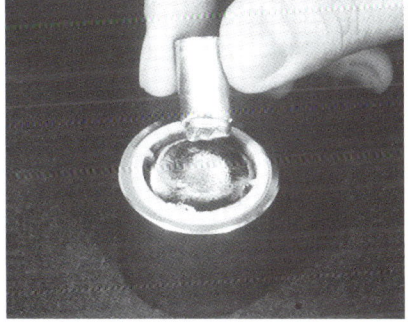

Ⅰ 乳歯冠

❽ メロットの割り出し

　縮頸リングの反対側にメロットを置き，メロット割り出し用のV字溝に沿ってタガネを当て，メロットを4分割する．

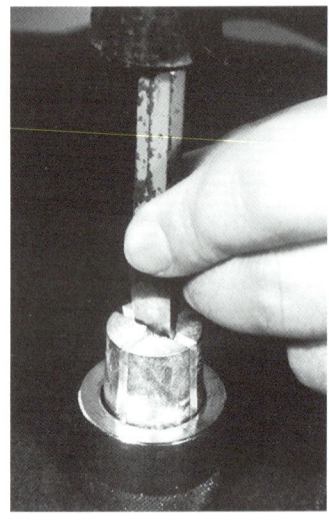

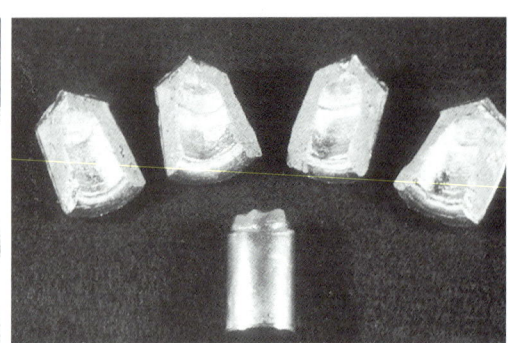

❾ 乳歯用既製金属冠の選択

① デンチメーターとビンディングワイヤーを用いて，メロットダイ歯頸部の周長を計測する．

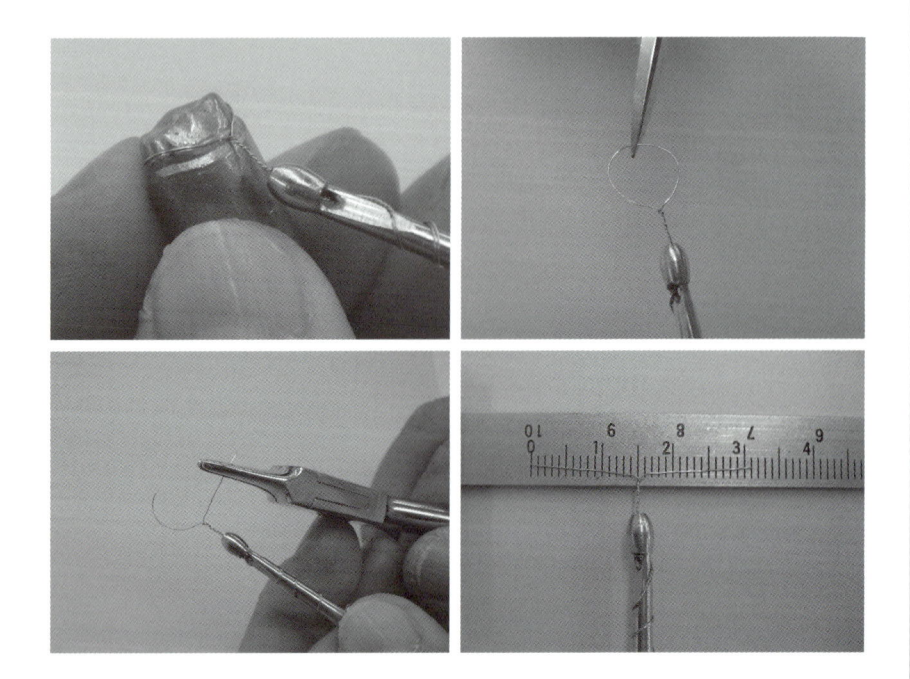

Check Point!

② 乳歯用既製金属冠セットから，計測した周長よりやや小さめのものを選び，傾かないようダイにはめる．

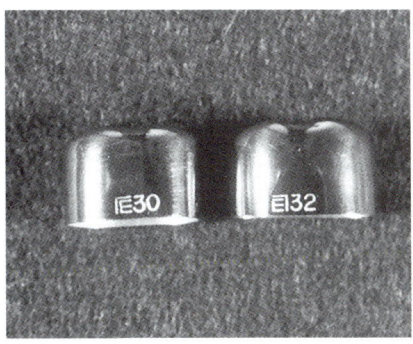

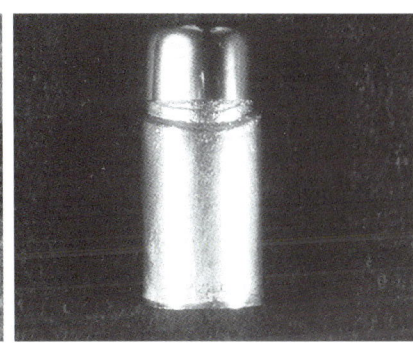

10　咬合面の打ち出し

打ち出しの位置がずれないように，メロットダイと縮頸リングにマークを記入し，慎重に打ち込む．

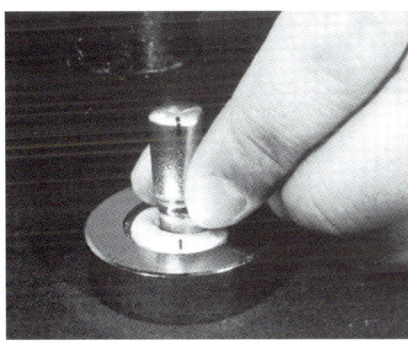

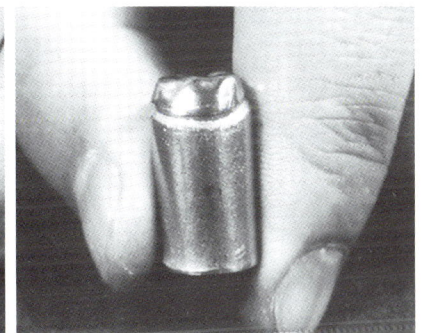

I 乳歯冠

⑪ 歯頸部の調整

　乳歯用既製金属冠のマージンは，金冠バサミ（曲）で切る前に，歯頸部の位置を油性ペンまたは彫刻刀でマークしておく．一度軽く打ち出してから歯頸部を調整してもよい．ハサミで切った部分は鋭利になっているので，カーボランダムポイントを用いて，低速回転で慎重に形態を整える．

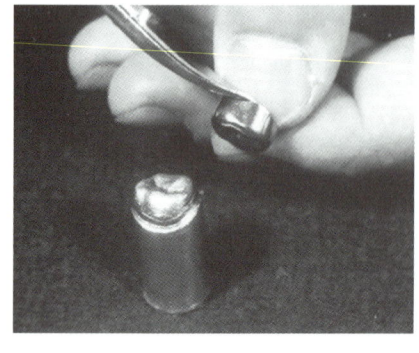

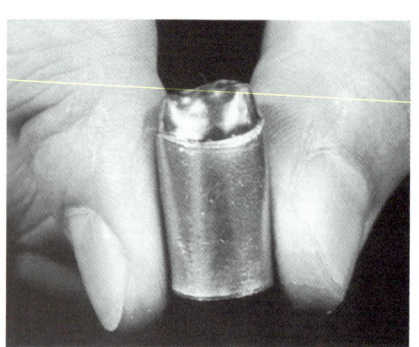

⑫ 乳歯冠全体の打ち出し

① 分割されたメロットを縮頸リングに戻し，注意しながら打つ．

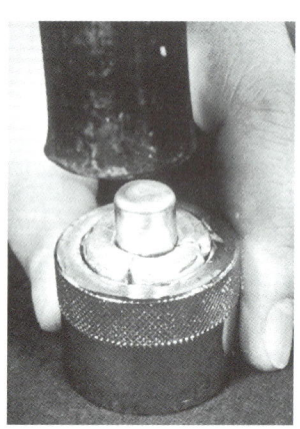

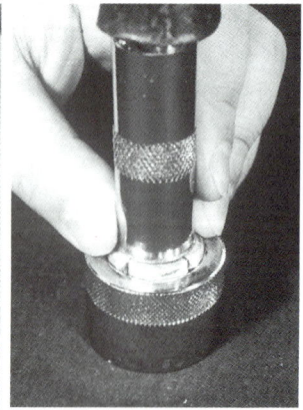

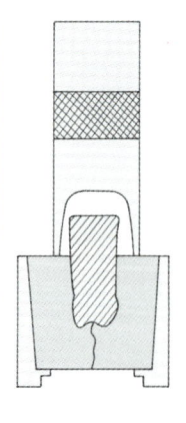

② 打ち出しが終わったら，咬合面および歯頸部の適合状態を確認する．

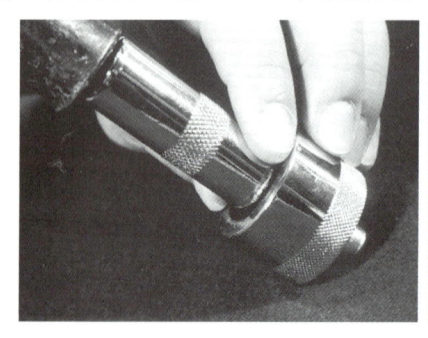

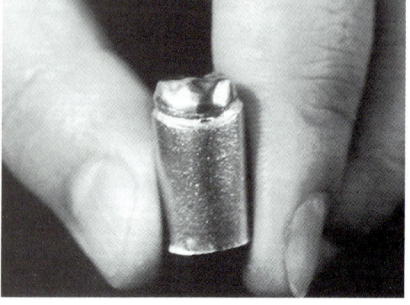

Check Point!

13 歯頸部の適合・研磨

① メロットダイから乳歯冠を外す場合は，メロット鍋に入れて加熱すると容易に外れる．

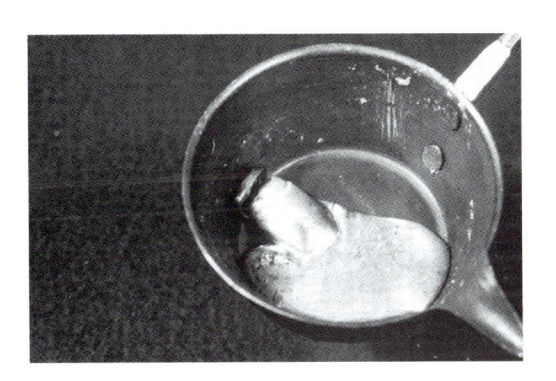

② マージンはペーパーコーンとシリコーンポイントで形態を整える．

③ シャモアホイールとルージュで研磨を行い，仕上げる．

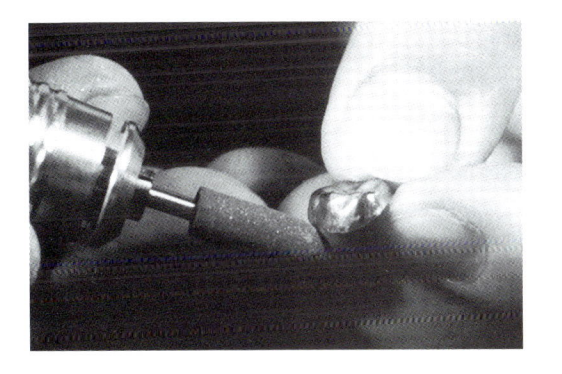

I 乳歯冠

⑭ 完成

歯型でマージンの適合を最終確認する．

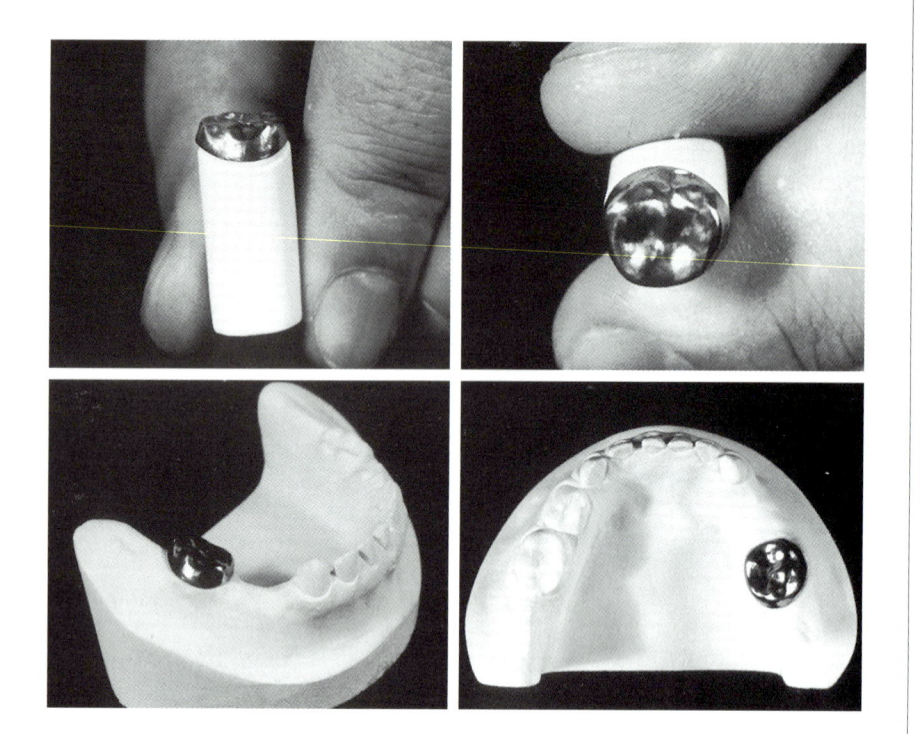

II 保隙装置

　齲蝕や欠損などによって乳臼歯の歯冠幅径が減少した場合には，大臼歯の近心移動や傾斜などによって後継永久歯の萌出余地が減少し，不正咬合を起こす原因となる．そのため，保隙装置を応用して，必要な後継永久歯の萌出スペースを確保する．

a　クラウンループ保隙装置

〔実習の概要〕

　クラウンループ保隙装置は，第一大臼歯の萌出後，すなわち，咬合発育段階ⅡCないしⅢAにおいて，第二乳臼歯の早期喪失を来たした場合，あるいは咬合発育段階ⅡAからⅢAにかけて，第一乳臼歯の早期喪失を来たした場合に用いられる．
　ここでは，クラウンループ保隙装置の意義と目的を理解し，装置の製作方法を習得する．

●使用材料
（1）石膏　　　　　　　　　　　　　　　（2）乳歯用既製金属冠
（3）絆創膏　　　　　　　　　　　　　　（4）直径 0.9 mm の矯正用線
（5）石膏またはストッピング　　　　　　（6）線ろう
（7）フラックス

●使用機器
（1）実習用乳歯列模型　　　　　　　　　（2）金冠バサミ（曲）または技工用エンジン
（3）カウンタリングプライヤー　　　　　（4）ゴードン鉗子
（5）鉛筆または油性ペン
（6）線屈曲用プライヤー（ピーソープライヤー，ヤングのプライヤー，三叉プライヤーまたは河邊式2号プライヤー）
（7）ワイヤーニッパー　　　　　　　　　（8）専用トーチ
（9）研磨用具（カーボランダムポイント，シリコーンポイント，バフ）

II 保隙装置
a クラウンループ保隙装置

〔製作順序〕

D̄欠損，Ē支台によるクラウンループ保隙装置の製作例を示す．

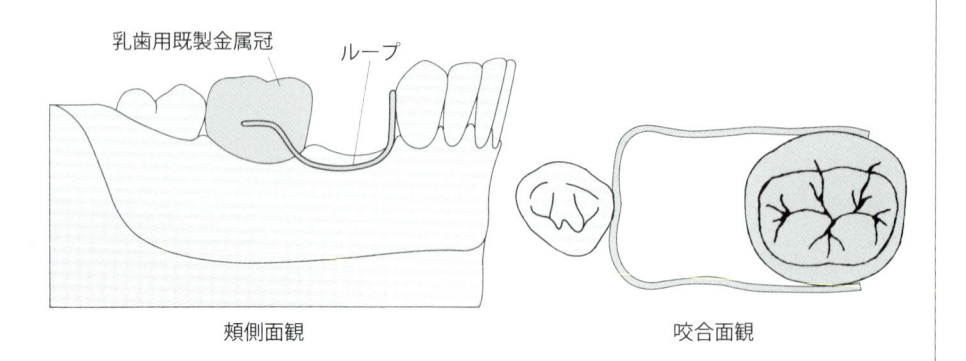

乳歯用既製金属冠　ループ

頰側面観　　　　　咬合面観

① 模型の製作

本実習では，石膏模型上で乳歯冠の製作を行う．

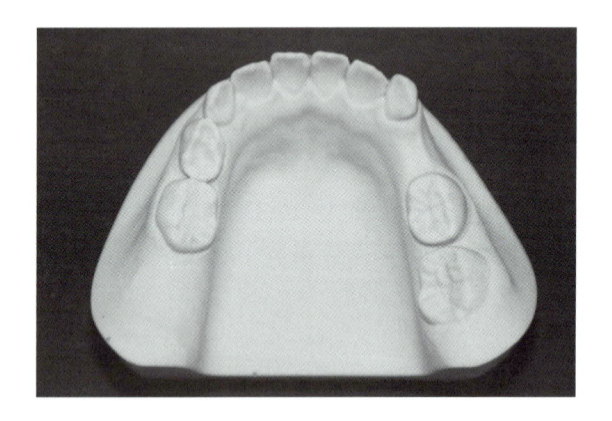

Check Point!

臨床では，歯科医師が患者の口腔内で乳歯冠を適合させる場合が多い．

Check Point!

② 乳歯冠の製作

① 歯頸線に合わせて乳歯用既製金属冠の歯頸部を金冠バサミ（曲）または技工用エンジンを用いて適合させる．

② 歯冠形態を付与する．

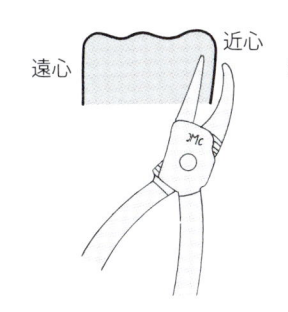

遠心　近心　カウンタリングプライヤーを用いて乳歯用既製金属冠隣接部に豊隆を与える．

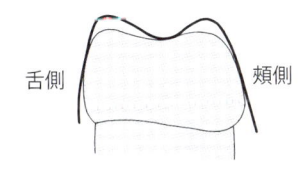

舌側　頬側　豊隆を与えられた乳歯用既製金属冠をさらに支台歯に適合させ，隣接歯との調和を図り，形態を整える．

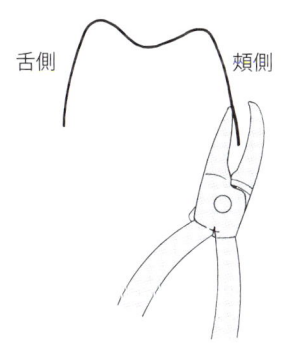

舌側　頬側　最終的にゴードン鉗子で歯頸部をしぼって適合させる．

③ マージンはシリコーンポイントで研磨仕上げして，乳歯冠を完成させる．

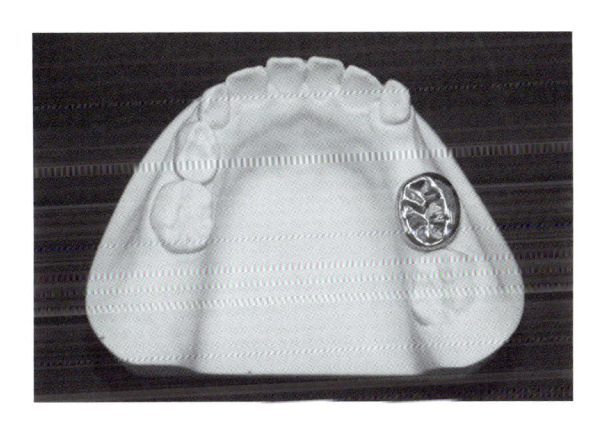

II 保隙装置
a クラウンループ保隙装置

❸ 作業用模型の製作

① 印象採得を行う．

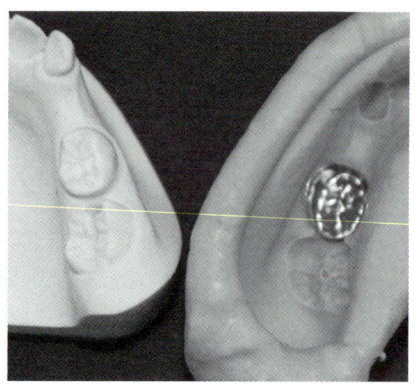

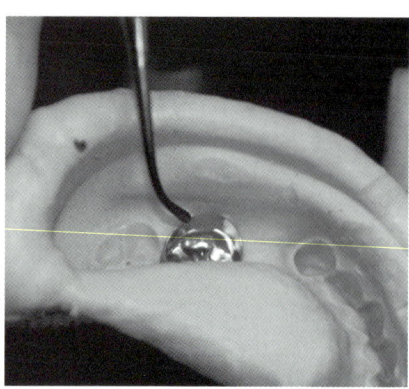

② 乳歯用既製金属冠内面には，ろう付けを容易にするためにワックスでリリーフを行う．印象面とずれないように，乳歯用既製金属冠は瞬間接着剤などで固定する．

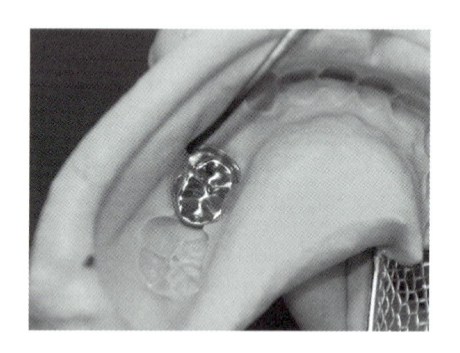

③ 印象に石膏を注入する．石英3：1硬質石膏である．

④ 作業用模型を完成させる．外形は作業しやすいようにトリマーで形を整えておく．

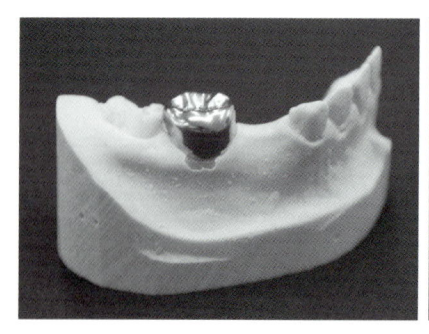

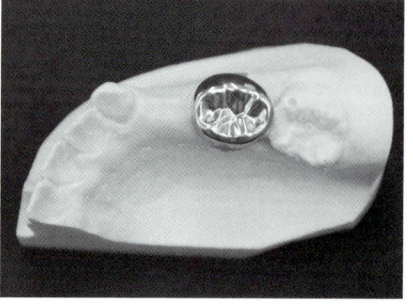

Check Point!

臨床では，乳歯用既製金属冠の適合から印象採得までは，歯科医師が患者さんの口腔内で行う直接法によることが多い．

模型の必要な箇所（特に乳犬歯）に気泡が入っていないか確認しておく．

小児歯科技工

Check Point!

❹ 設 計

作業用模型上にループの設計線を記入する．

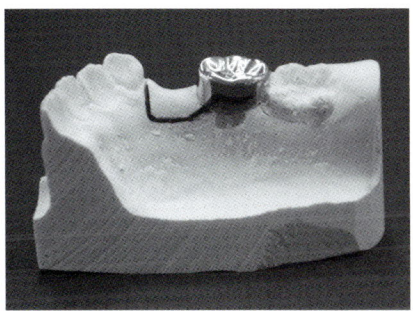

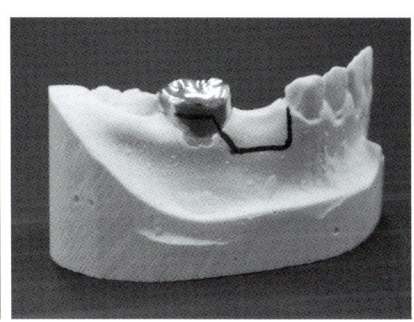

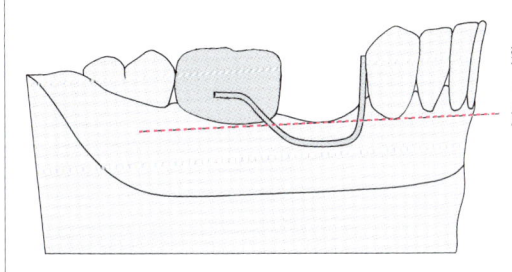

ループの上下的位置は欠損部の隣接歯歯頸部最下点を結ぶ仮想線上よりやや下にし，頰舌側は平行とする．ループと歯は接触点直下で接触する．

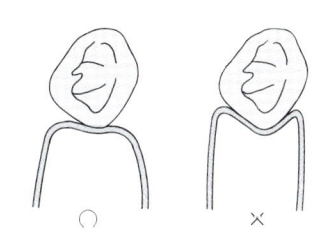

咬合面からみて，ループ先端は多少凹彎させる．乳犬歯部のループの屈曲は，乳犬歯の生理的移動を妨げないよう，また，歯槽部の成長発育を妨げないようにする．

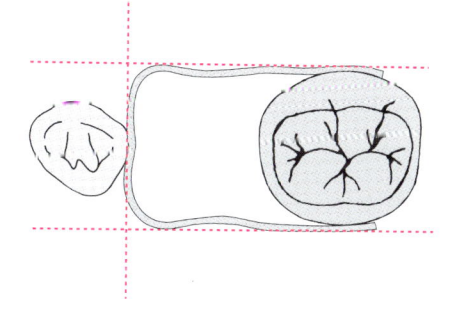

ループの頰舌的位置は，接触点接線と頰舌側外形線の交点をループ隅角とする．後継永久歯の幅径よりやや大きくする（下顎 8 mm，上顎 10 mm）．

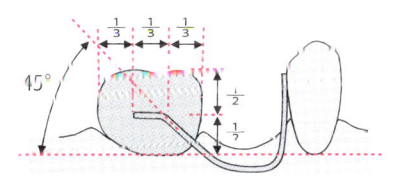

ループと乳歯用既製金属冠のろう付け位置は乳歯冠の近心隅角部から 45°の方向に近心 1/3 までとし，乳歯用既製金属冠の高さの 1/2 あるいは歯頸部寄り 1/3 で遠心 1/3 まで屈曲する．ループは，直接粘膜に触れないようにする．

II 保隙装置
a　クラウンループ保隙装置

❺ リリーフ

　ループが歯肉に接触しないよう，頰側は絆創膏2枚，舌側は絆創膏1枚のリリーフを行う．

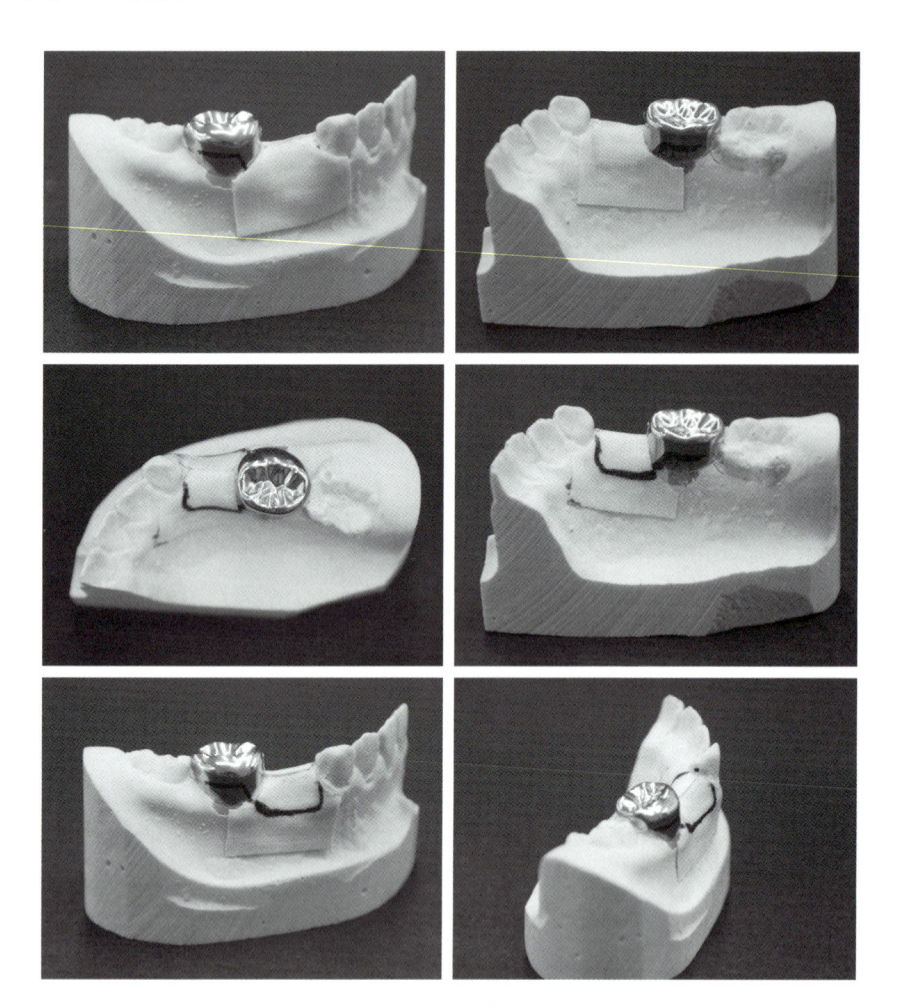

❻ ループの屈曲

　ループには直径0.9 mmの矯正用線を使用する．屈曲に際しては，設計線に従ってスムーズに屈曲し，矯正用線はなるべく傷つけないように注意する．また，作業用模型は破損しやすいので，矯正用線などを押しつけないように注意し，乳歯用既製金属冠とのろう付け部の矯正用線は水平に伸ばす．さらに，ろう付け面積を広くするために，乳歯用既製金属冠と接する部分の矯正用線は半円にする．

小児歯科技工

Check Point!

ヤングのプライヤーを用いてループの自由端から屈曲する．

ループの自由端は90°の立ち上がりをつけ，乳犬歯の遠心最大豊隆部直下に接触させるように屈曲する．

欠損部の粘膜面形態に沿わせてループを屈曲する．

乳歯用既製金属冠の豊隆に合わせてループを屈曲する．

矯正用線が対合歯と接触していないことを確認する．

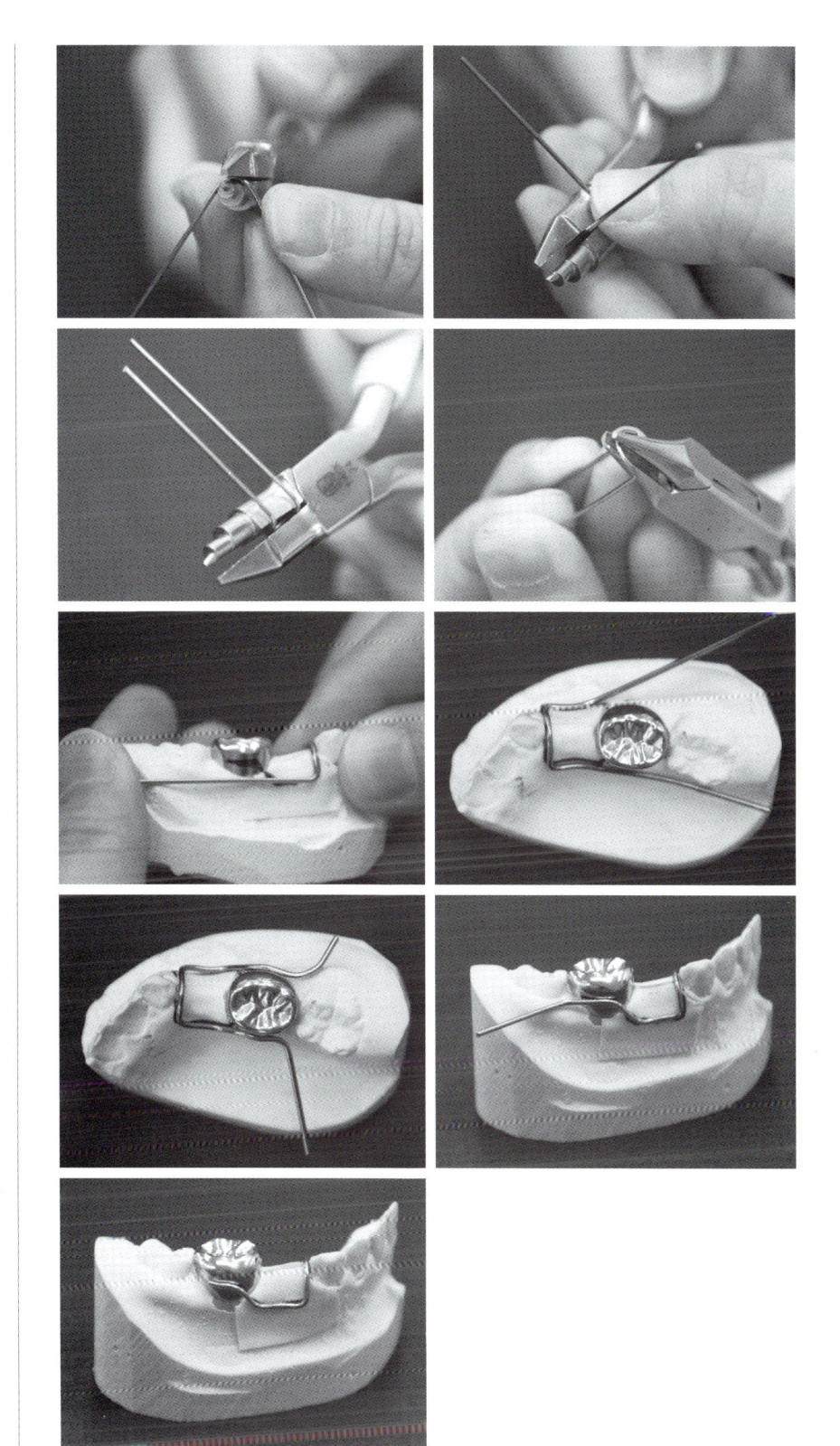

89

II 保隙装置
a　クラウンループ保隙装置

7　ろう付け

　石膏またはストッピングでループを固定し，専用トーチで強固にろう付けする．

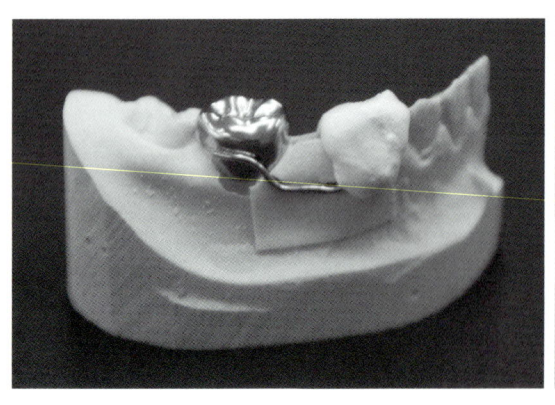

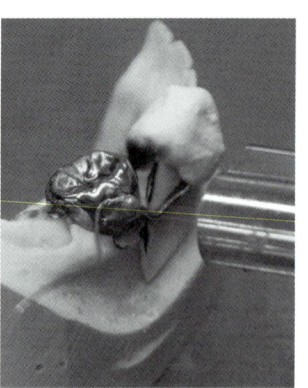

Check Point!

ワイヤーを加熱しすぎないように注意する．

8　研磨・完成

　ループの傷，ろう付け部の研磨に注意する．特に，ろう付け部歯頸側と歯肉（フリージンジバル）との関係に注意する．

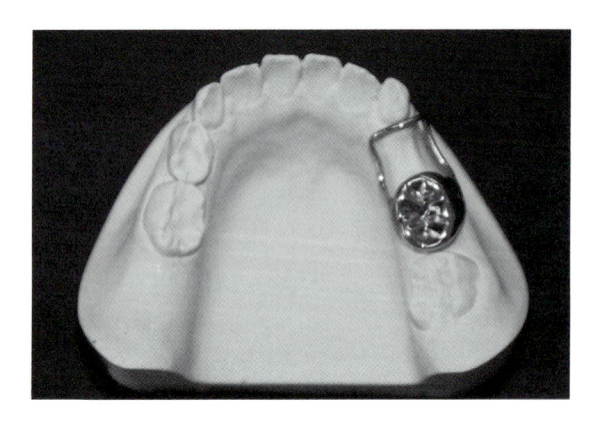

ループの傷を取るときにワイヤーを細く削りすぎないように，また乳歯冠は薄いので，ろう付け部を研磨する際に穴を開けないように注意する．

ろう付け部の豊隆が大きすぎると歯肉への刺激を減少させ，食物残渣の停滞を招き，歯肉のうっ血や腫脹などの原因となる．

Ⅱ 保隙装置

b ディスタルシュー保隙装置

〔実習の概要〕

　ディスタルシュー保隙装置は，乳歯列において第一大臼歯の萌出が間近で，第二乳臼歯の早期喪失を伴うものに適応され，シューの遊離端を顎堤内に挿入して，第二乳臼歯の近遠心的保隙と未萌出の第一大臼歯の歯列内への誘導を行う装置である．
　ここでは，ディスタルシュー保隙装置の意義と目的を理解し，装置の製作方法を習得する．

●使用材料
（1）乳歯用既製金属冠　　　　　　　　（2）フラックス
（3）線ろう　　　　　　　　　　　　　（4）パラタルバーまたは既製のシュー
（5）パラフィンワックス

●使用機器
（1）実習用乳歯列模型　　　　　　　　（2）ノギス
（3）石膏ノコギリ　　　　　　　　　　（4）バーベンダー
（5）専用トーチ　　　　　　　　　　　（6）金冠バサミ（曲）または技工用エンジン
（7）研磨用具（カーボランダムポイント，シリコーンポイント，バフ）

Ⅱ 保隙装置
b ディスタルシュー保隙装置

〔製作順序〕

D̄|支台によるディスタルシュー保隙装置の製作例を示す．

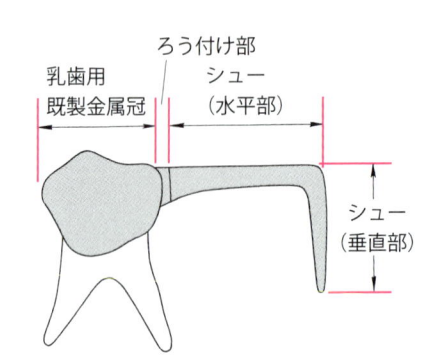

乳歯用既製金属冠　ろう付け部　シュー（水平部）　シュー（垂直部）

❶ 作業用模型の製作

後に第一大臼歯近心隣接面近くまで切除するので，作業用模型の高さは比較的高くつくらなければならない．

❷ 乳歯冠の製作

「a　クラウンループ保隙装置」の製作方法（p.85）に準ずる．

❸ シューの設計

① 水平部の長さを計測する．模型上でノギスを用いて，第二乳臼歯の遠心最大豊隆部から第一乳臼歯の遠心最大豊隆部間距離を計測する．
第二乳臼歯がすでに喪失している症例では，エックス線写真上で，支台歯の遠心最大豊隆部から萌出前の第一大臼歯の近心最大豊隆部までの距離を咬合面と平行に計測する．

② 垂直部の長さを計測する．エックス線写真上で，第二乳臼歯の遠心最大豊隆部を通り，萌出前の第一大臼歯の近心最大豊隆部の約1mm下までの長さを計測する．

Check Point!

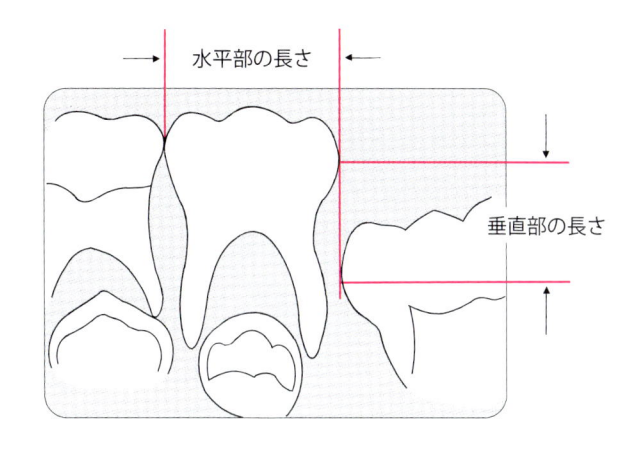

全部鋳造法によって製作する場合でなければ，シューの角度の調整は装置装着時に行うほうが便利である．

→ 水平部の長さ ←

垂直部の長さ

③ 水平部と垂直部のなす角度は，一般的には直角とする．しかし，第一大臼歯がまだかなり下方位にある場合や，第二乳臼歯の遠心根が遠心に強く彎曲していて第二乳臼歯の遠心最大豊隆部から第一大臼歯の近心最大豊隆部までの間に隔たりがある場合は，鈍角に屈曲する．

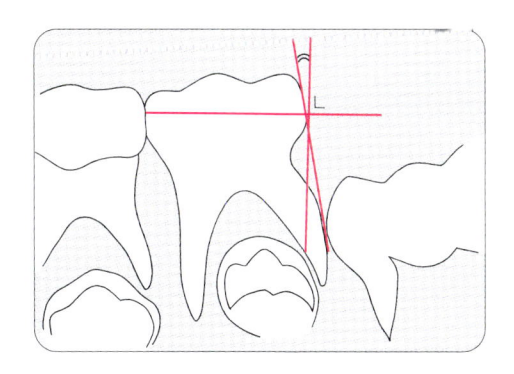

④ 下顎の場合は第一大臼歯における近心側の頰舌的な最大豊隆部が頰側寄りにあるため，シューの水平部は歯槽頂よりやや頰側寄りに設定する．また，水平部は対合歯と接触させないようにする．

❹ ディスタルシューの製作

　計測によって得られたシュー垂直部の長さまで，作業用模型の第二乳臼歯遠心部を石膏ノコギリで切り込む．第二乳臼歯を削除してから，切り込みの近心部を斜めに広く削除する．このとき垂直部の最深部は，シューの厚さ分の幅をとるようにする．

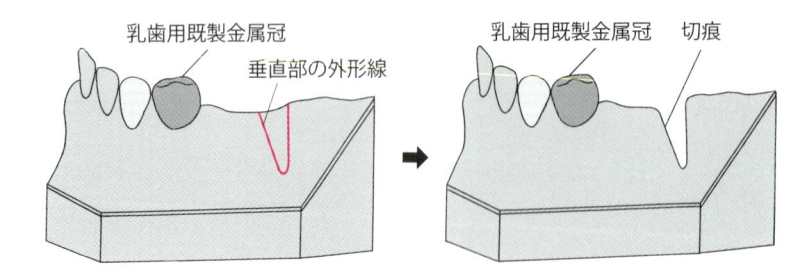

乳歯用既製金属冠
垂直部の外形線
乳歯用既製金属冠
切痕

❺ ディスタルシューの適合

　対合歯に注意しながら，シュー垂直部・水平部を正確に計測して屈曲，適合させる．
　乳歯用既製金属冠の遠心面とシューのろう付け部は，広い面積でろう付けできる形態にする．

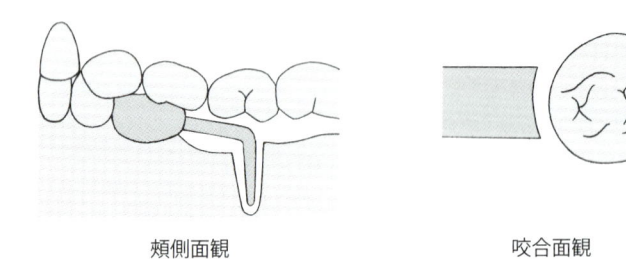

頬側面観　　　　咬合面観

6 固定・埋没

乳歯用既製金属冠とディスタルシューをパラフィンワックスなどで固定,仮着してから埋没する.

① シューを正しい位置に適合させる.

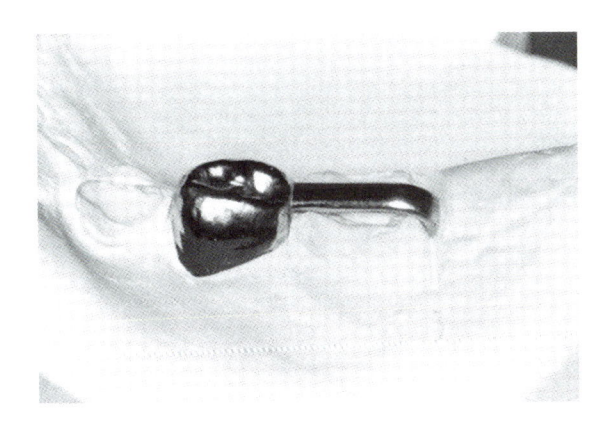

② ろう付け部をパラフィンワックスなどで固定して仮着する.

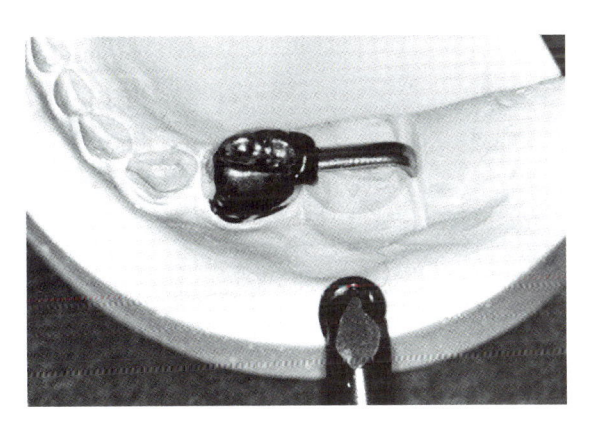

③ シューの遠心部と作業用模型を埋没材で覆い,固定する.

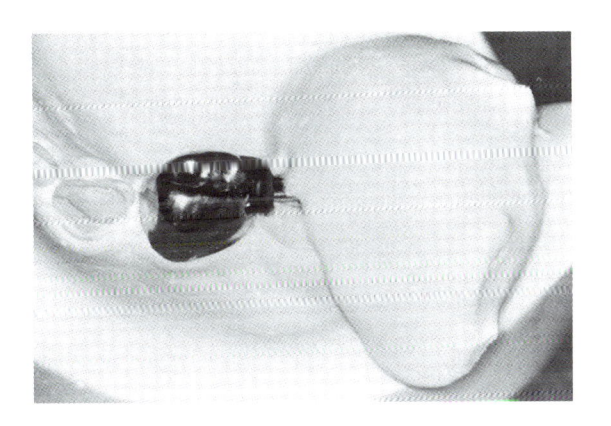

Ⅱ 保隙装置
b ディスタルシュー保隙装置

7 ろう付け

　乳歯用既製金属冠は酸化されやすいので，ろう付けは手早く行う．また，乳歯用既製金属冠の咬合面にろうが流れないように注意しながら，強固にろう付けする．

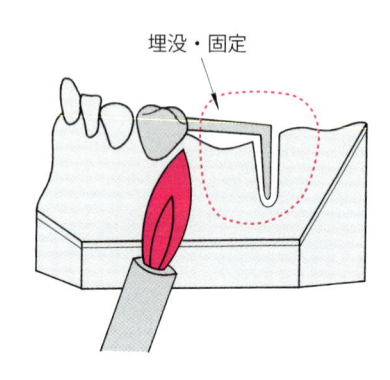

埋没・固定

8 研磨・完成

　ディスタルシューは，第二乳臼歯の抜歯後ただちに抜歯窩（歯肉内）に挿入されるので，十分な研磨が必要である．
　作業用模型上での適合をよく確認し，完成させる．

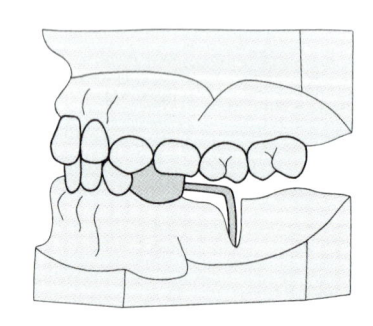

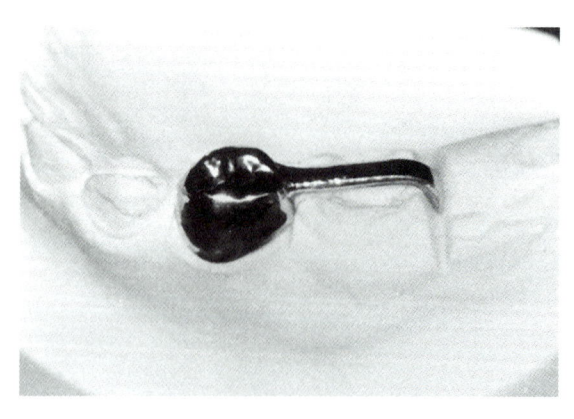

Check Point!

第一大臼歯は近心方向への萌出力が強いので，ろうは，シューの裏側まで完全に流れるようにする．

Ⅱ 保隙装置

C 可撤保隙装置（小児義歯）

〔実習の概要〕

可撤保隙装置（小児義歯）は，乳歯列の早期喪失が両側性である場合や多数歯欠損の場合に用いられる．成人の義歯と同様の形態で，①床，②人工歯，③維持装置から構成される．水平的・垂直的保隙を目的とするが，咀嚼機能も兼ねる．小児患者の意志で着脱できる．

ここでは，小児の成長発育を考慮した設計と維持装置や義歯床の製作方法を習得する．

● 使用材料
（1）石膏
（2）直径 0.7 mm または直径 0.8 mm の矯正用線（維持装置）
（3）乳歯レジン歯
（4）既製補強線（オクルーザルレストと連結するタイプ）または直径 1.0 mm の矯正用線
（5）加熱重合レジンまたは常温重合レジン　　　（6）レジン分離材

● 使用機器
（1）咬合器　　　　　　　　　　　　　　（2）鉛筆または油性ペン
（3）線屈曲用プライヤー（ヤングのプライヤー，アダムスのプライヤー，溝型プライヤー）
（4）ワイヤーニッパー　　　　　　　　　　（5）レジン用筆
（6）ダッペングラスまたはシリコーンカップ　　（7）スポイト
（8）研磨用具（タングステンカーバイドバー，ペーパーコーン，ビッグシリコーンポイント，バフ，ルージュ，カーボランダムポイント，ブラウンシリコーンポイント）

II 保隙装置
c 可撤保隙装置（小児義歯）

〔製作順序〕

❶ 作業用模型の製作

硬質石膏を用いて，作業用模型を製作する．

❷ 咬合器装着

歯科医師により行われた咬合採得に従って，作業用模型を咬合器に装着する．

❸ 床外形線の設計

床外形線の設計については，以下の点に注意する．

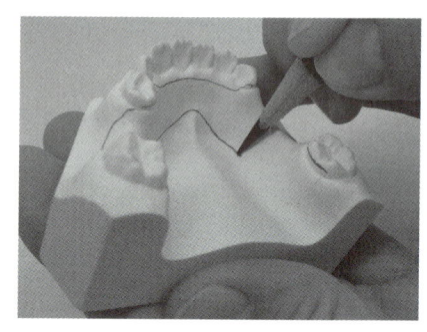

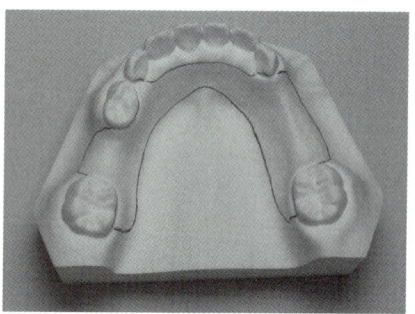

① 前歯部歯槽部の前方発育

顎骨および周囲組織の成長を抑制しないように，床外形線（頰側・唇側）は，できるだけ小さく設計する．永久歯胚の発育とともに，歯槽骨の唇・頰側方向への成長が著明となるので，このような成長発育を妨げないようにするためである．

特に上顎前歯唇側部は，永久歯の萌出に伴って変化が顕著となるため，年齢を考慮し，加齢とともに小さくする．

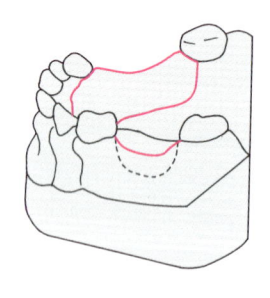

臼歯部床外形線 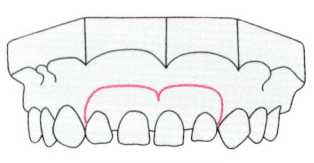　　　　前歯部床外形線

小児歯科技工

Check Point!

可撤保隙装置（小児義歯）がよく機能し，破折などを起こさないように，床は十分な厚さをもたせる．特に，下顎前歯部の永久歯萌出期には舌側の床の幅が狭くなるので，床を特に厚くしたり，既製の補強線やワイヤーなどを応用する（p.101参照）．

② 乳犬歯間の発育

乳犬歯間は，永久側切歯萌出に伴って大きく発育するので，生理的発育を妨げないようにする．したがって，乳犬歯へのクラスプは，前歯交換期には使用せず，代わりに唇側線を使用するとよい．

③ 臼歯部歯槽部の側方発育

臼歯部歯槽部の側方発育を考慮し，床外形線は歯槽部頬側を深く被覆しないよう設計する．上顎頬側および下顎唇・頬側部は，歯槽頂から歯肉頬移行部の1/2以内とする．

④ 床下縁および後縁の位置

床を安定させるため，後方臼歯部舌側の床上縁は上下顎とも後方臼歯の最大豊隆部までとし，近遠心的には遠心1/3寄りに設定する．下顎ではそこから口腔底に向かって垂直に伸ばす．ただし，口腔底軟組織の可動範囲に及ばないように，口腔底から1mm上方に設定する．

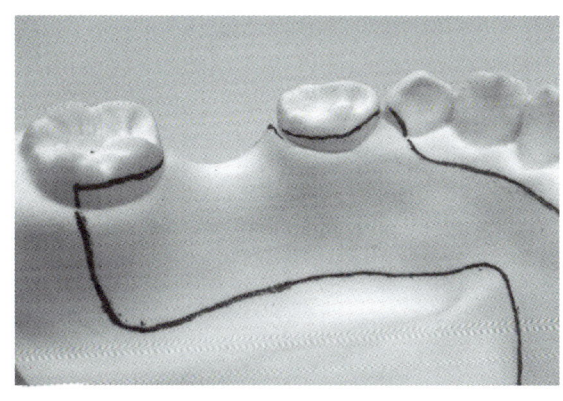

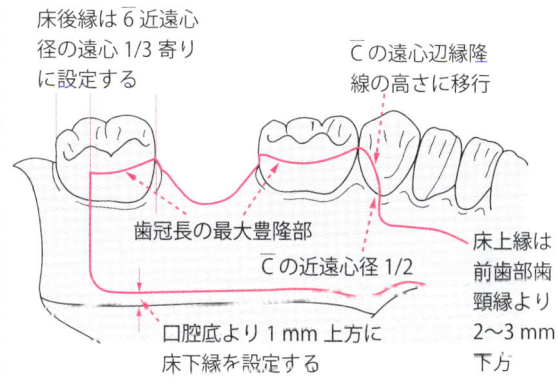

床後縁は $\overline{6}$ 近遠心径の遠心1/3寄りに設定する
$\overline{C}$ の遠心辺縁隆線の高さに移行
歯冠長の最大豊隆部
$\overline{C}$ の近遠心径1/2
口腔底より1mm上方に床下縁を設定する
床上縁は前歯部歯頸縁より2～3mm下方

⑤ 舌側歯頸部の位置

萌出途中の永久歯がある場合は，床縁が自然な萌出を妨げないように，床縁を永久歯から1mm以上離す．特に前歯舌側部では注意する．

⑥ その他

下顎第一大臼歯がすでに萌出している場合は，義歯の沈下や第一大臼歯の近心傾斜を防ぐために，対合関係に注意してオクルーザルレストを付与する．

❹ 維持装置の製作

床外形線の設計後，直径 0.7 mm または直径 0.8 mm の矯正用線を用いてクラスプを製作する．

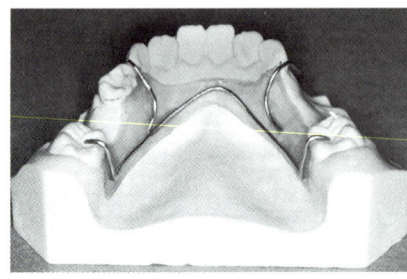

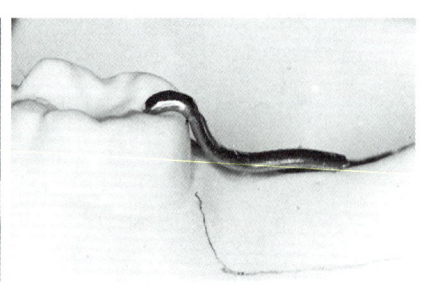

補強線とオクルーザルレストを兼ねたタイプ

欠損側辺縁に設けたレスト

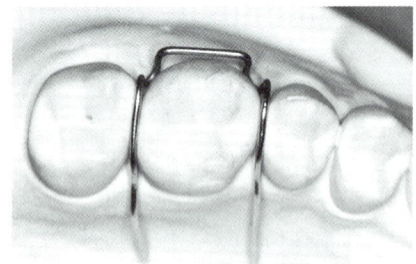

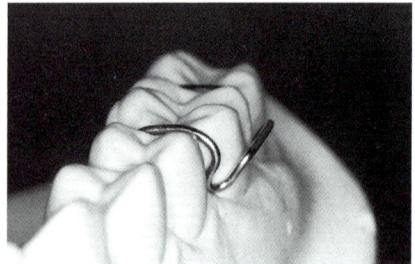

アダムスのクラスプ

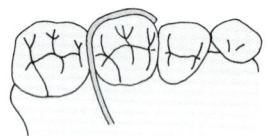

単純鉤

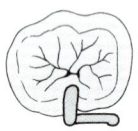

咬合面観　側面観
オクルーザルレスト
（下顎第一大臼歯）

オクルーザルレストは，咬合の妨げにならないように，長さを舌側咬合縁から中心窩までの 1/2 程度にし，槌打，研削などによって，先端の厚みを調整しておく．

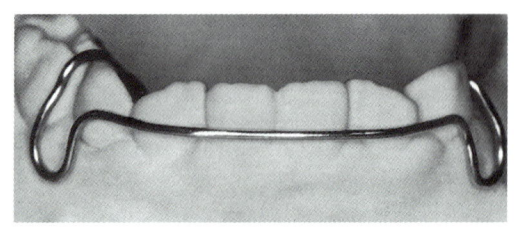

唇側弧線

Check Point!

作業用模型にクラスプ，唇側線，レストなどの仮着を行う場合は，排列，床の築盛，咬合関係の障害とならないようにワックス類で行うか，数カ所を少量の常温重合レジンで留めておく．なお，常温重合レジンを用いる場合，この段階で分離材を塗布しておく．

原則として，クラスプは用いないほうがよいと思われる．特に，乳犬歯にクラスプを用いることは，乳犬歯間の発育ということからも避けるべきである．どうしても義歯装着時の維持としてクラスプが必要な場合は，できるだけ数を少なくすべきで，義歯装着後に安定した段階で早い時期に撤去する．

Check Point!

■補強線の屈曲

① 直径1.0 mmの矯正用線もしくは既製の補強線を用いる．

② 一般的には，床幅の中央部を通るように設定する．前歯交換期に近いときは，補強線をやや下方に設定し，萌出時の歯肉豊隆による床削除部分にかからないようにする．

③ 補強線の末端は，植立する最後方レジン歯の近遠心径中央部までとし，埋没法の場合には，二次埋没時の維持として直角に屈曲しておく．

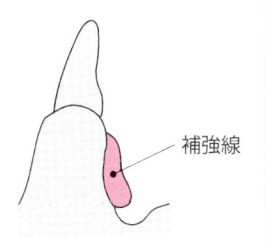

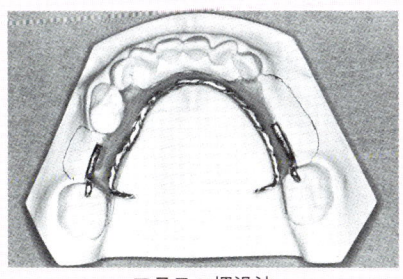

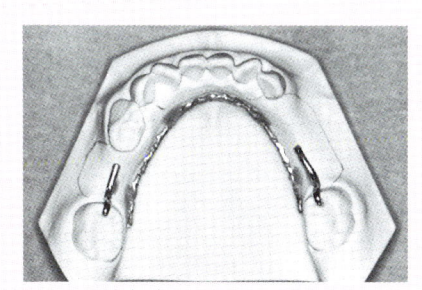

補強線

フラスコ埋没法　　　　　即重法（ふりかけ法，筆積法）

5 人工歯排列

1 臼歯部の排列

臼歯部は咬合関係に注意して歯列弓に調和させ，永久歯列のように側方彎曲および前後的彎曲は付与せず，咬合平面はほぼ直線的に排列する．

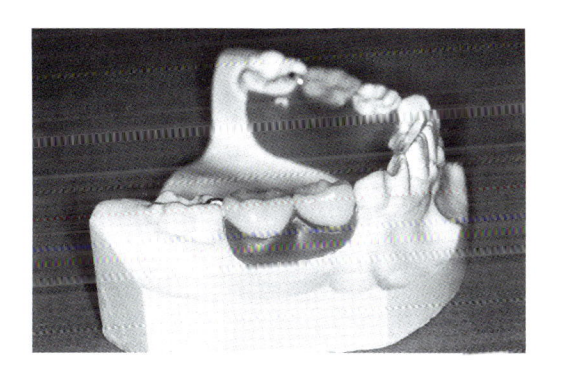

Ⅱ 保隙装置
c 可撤保隙装置（小児義歯）

❷ 前歯部の排列

① 人工歯の幅径が足りない場合は，発育空隙を利用して，排列することもできる．

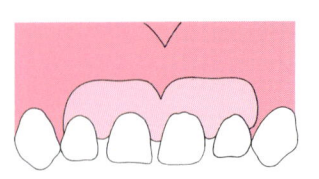

② 乳前歯の歯軸は咬合平面に対して，ほぼ垂直に排列する．

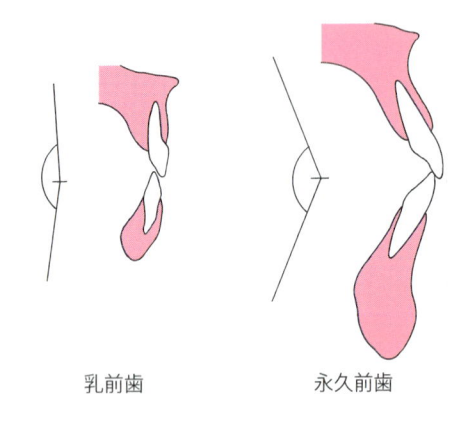

乳前歯　　　　永久前歯

❻ 歯肉形成

　人工歯との移行はスムーズに仕上げ，下顎の舌側床縁は強度を考慮して少し厚めに仕上げる．舌感，清掃性の点から，舌側面形成は最小限に留める．

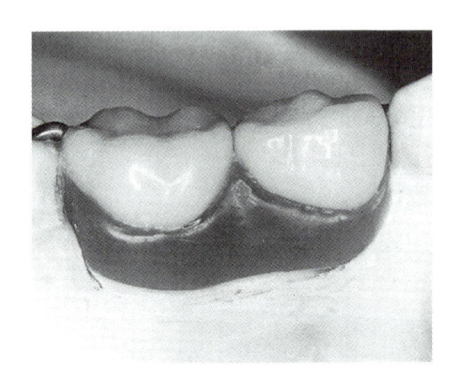

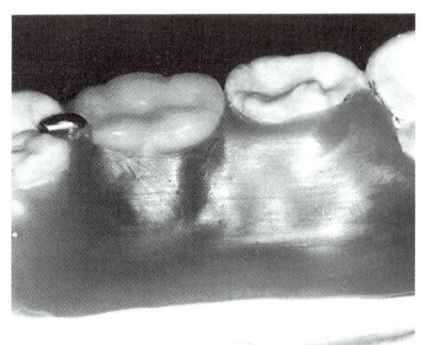

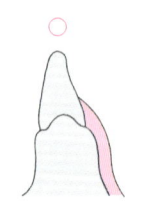

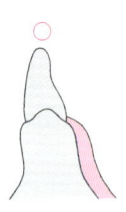

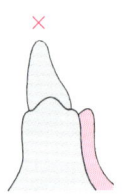

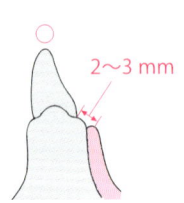

2〜3 mm

歯と床縁との関係

小児歯科技工

7 床の製作

＜常温重合レジンを用いる場合＞

1 石膏コア採得

できる限り気泡を入れないように注意しながら，完成時に1.2〜1.5mmぐらいの厚さになるように表面の凹凸をなくすように石膏を盛り上げること．

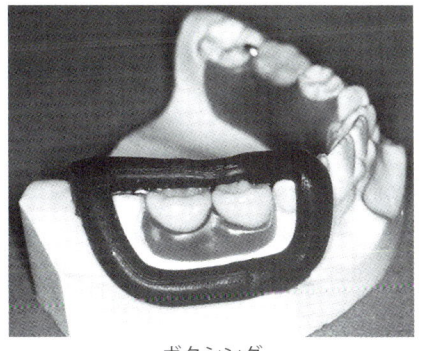

Check Point!
シリコーンでコアを採得すると，ボクシングが不要となる．

ボクシング 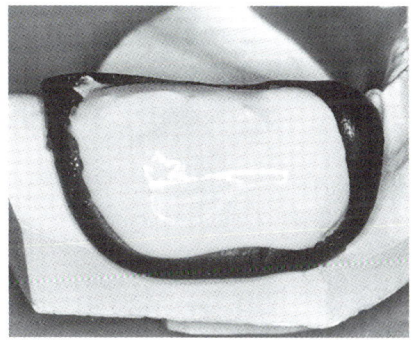　　　　　　　　咬合面からの石膏コア

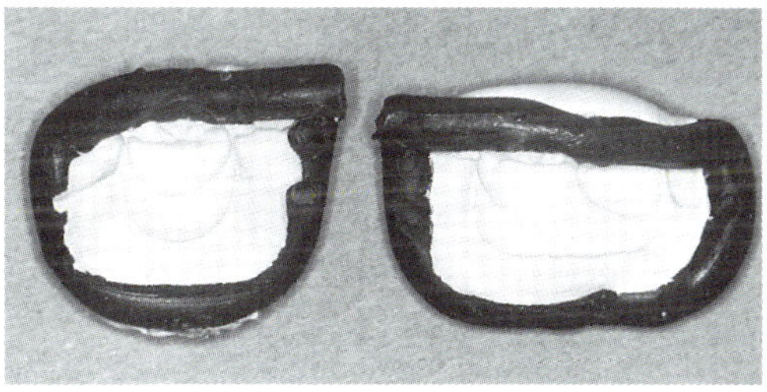

2 床の盛り上げ

細部の盛り上げは筆積み法で行い，床翼部は，ふりかけ法などを併用するとよい．

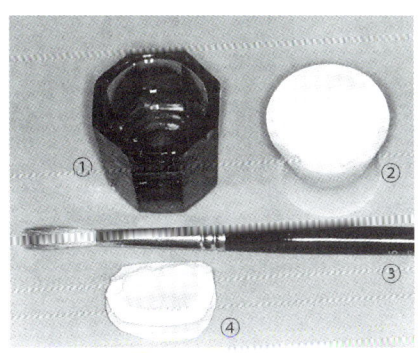

①ダッペングラス，②ラバーカップ，③レジン用筆，④石膏コア

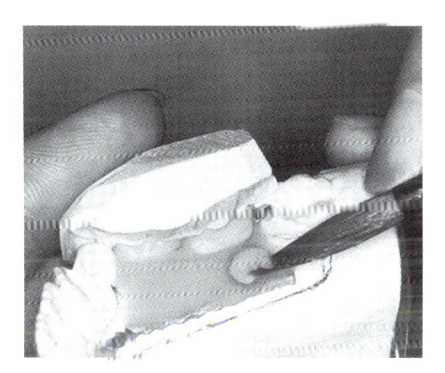

＜埋没法による加熱重合レジンを用いる場合＞

1 埋没・重合

　補強線両端の露出部は，重合後の粗研磨時に削除し，常温重合レジンで修復しておく．

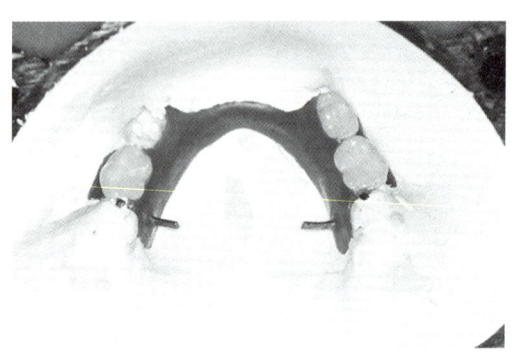

8 研　磨

　通常の研磨を行うが，常温重合レジンの場合は加熱重合レジンと比較して一般的には軟らかいので，研磨時にレジンが焼きつかないように注意する．タングステンカーバイドバーなどでバリなどの余剰部分の粗研磨を行い，歯肉形成後の形態に戻し，ペーパーコーンやビッグシリコーンポイントで中研磨を行い，表面や床辺縁を滑らかにする．最後にレーズによる仕上げ研磨を行い，バフとルージュでつや出し研磨を行う．

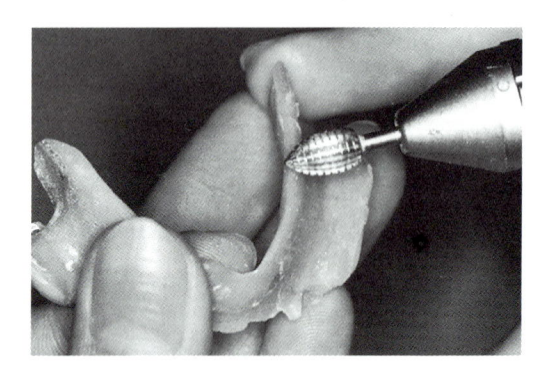

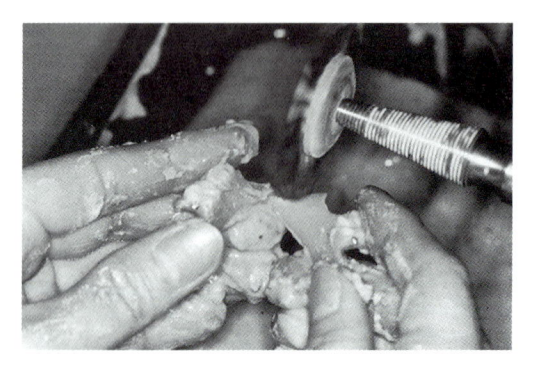

❾ 完　成

　研磨時に表面に出てきた気泡は，常温重合レジンで塡塞・修正しておく．
また，余剰のルージュや仕上げ研磨材は，完全に取り除き，完成する．
　完成後，作業用模型に試適し，適合を確認することが望ましい．

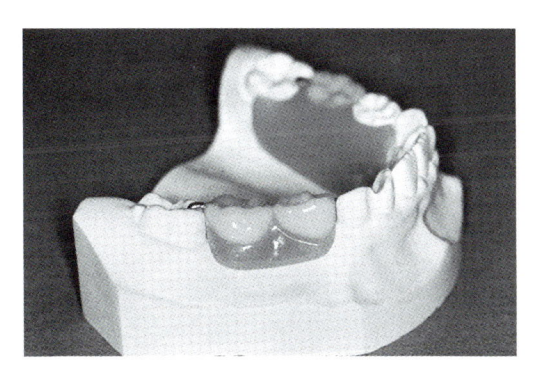

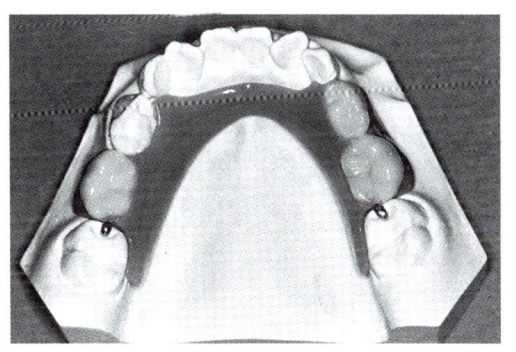

Ⅱ 保隙装置

d 舌側弧線型保隙装置（リンガルアーチ）

〔実習の概要〕

舌側弧線型保隙装置（リンガルアーチ）は，両側の第一大臼歯間を保隙し，歯列周長を現状に維持する必要がある場合に用いられる保隙装置である．

①維持バンドを用いたもの，②乳歯用既製金属冠を用いたもの，③上顎のみに用いるナンスのホールディングアーチに分類される．

ここでは，下顎側方乳歯が早期喪失した症例における舌側弧線型保隙装置（リンガルアーチ）の製作方法を習得する．

● 使用材料
(1) 石膏
(2) 石英埋没材
(3) 維持バンド
(4) 直径 0.9 mm の矯正用線
(5) パラフィンワックス
(6) ろう付け用埋没材・石膏またはストッピング
(7) フラックス
(8) 線ろう

● 使用機器
(1) 鉛筆または油性ペン
(2) 金冠バサミ（曲・直）
(3) 線屈曲用プライヤー（ヤングのプライヤー，ピーソープライヤー）
(4) ワイヤーニッパー
(5) 専用トーチ
(6) ろう付け台[※]
(7) 研磨用具（カーボランダムポイント，ブラウンシリコーンポイント，ペーパーコーン，シャモアホイール，ロビンソンブラシ，ルージュ）

※維持バンドに維持装置をろう付けしたり，主線と脚部をろう付けする際，作業用模型を安定させるために用いる．サベイヤーの固定台を応用するのもよい．

小児歯科技工

〔製作順序〕

6|6 支台による舌側弧線型保隙装置（リンガルアーチ）の製作例を示す．

❶ 作業用模型の製作

作業用模型上でろう付け操作を行うため，石膏に石英埋没材を添加し，耐火性のある模型を製作する（石膏3：1石英埋没材）．

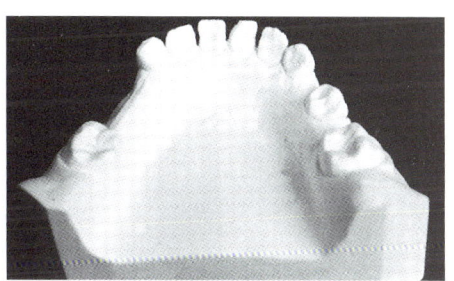

❷ 維持バンドの製作

① 維持バンドを作業用模型に試適する前に，支台歯歯頸部を0.5 mmぐらい掘り下げるようにして削除する．維持バンド試適の際には歯冠部先端を2 mmぐらい露出させるが，歯頸部は維持バンドで完全に覆う．

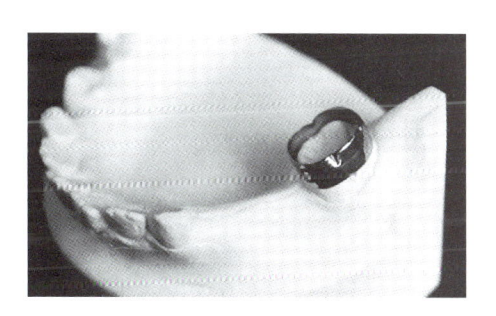

② 維持バンドの余剰部を金冠バサミで調整して支台歯に適合させ，歯冠部先端寄りを圧接して維持バンドを完成させる．

Check Point!

ここでは，「矯正歯科技工」の「Ⅱ-a 舌側弧線装置」「❸作業用模型の製作」にある印象採得，印象への維持バンドの固定，石膏の注入を省略し，実習を行う．

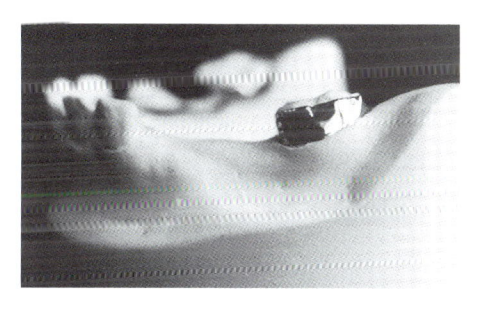

臨床では，歯科医師により患者さんの口腔内で維持バンドの調整が行われ，適合させた後に取り込み印象の採得を行い，石膏を注入して作業用模型を製作する．

臨床では，この状態から技工サイドの製作工程が始まる．

❸ 主線の設計

　主線は，乳歯の場合は，基底結節部に密接するように設計する．萌出未完了の永久歯の場合は，萌出方向に人為的な力が作用しないように，歯面に接しないように設計する．

　早期喪失を来たした乳臼歯部の設計は，当該部の後継永久歯の萌出に伴う歯肉の豊隆ならびに永久歯側方歯群の萌出を妨げないような配慮が必要である．

　萌出が完了している永久歯の場合は，基底結節部に密接するように設計する．

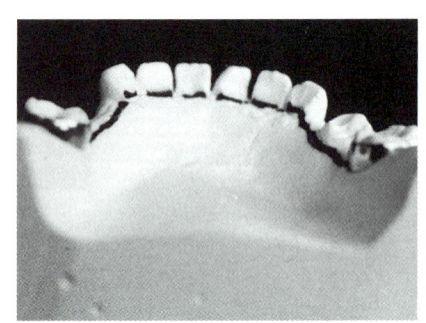

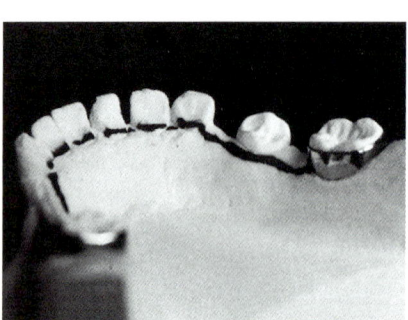

小児歯科技工

④ 主線の屈曲

　主線には直径 0.9 mm の矯正用線を用い，両端は維持バンド舌側面の近遠心的に長い範囲でろう付けできるように屈曲する．このとき，支台歯には矯正力が働かないように主線を屈曲する．

　前歯部を除いて，主線は必ずしも歯肉と密接する必要はない．

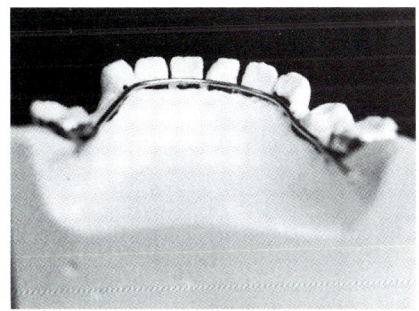

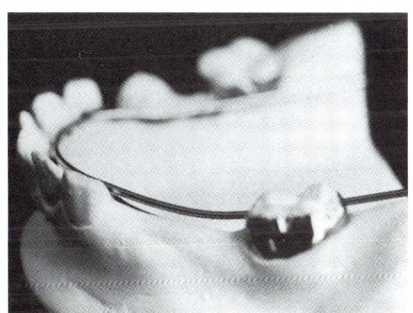

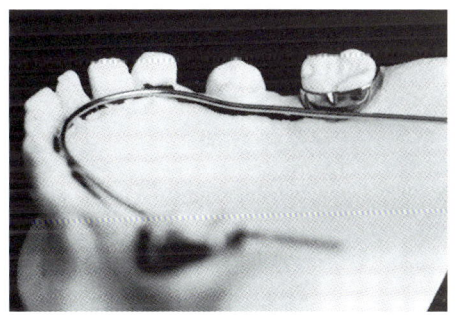

> **Check Point!**
> 主線の屈曲の際にはワックスや石膏で前歯部以外をリリーフすることもある．

⑤ 固定・埋没

① 屈曲が完了したら，主線をパラフィンワックスで維持バンドの舌側面に固定する．

② 主線の前歯部をろう付け用埋没材，石膏またはストッピングで固定した後，維持バンドに固定していたパラフィンワックスを除去する．

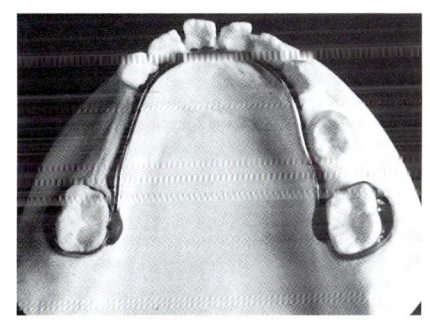

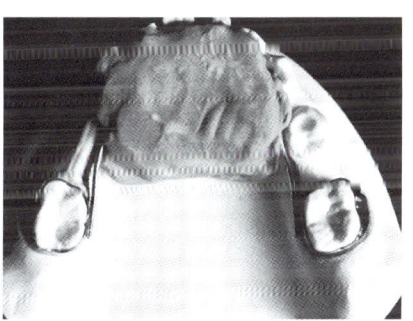

> スポットウェルダー（電気点溶接器）を用いて，維持バンドの舌側面に主線の末端を仮着すると，埋没固定やワックスの除去が不要となる．

6 ろう付け

　ろう付け台上に作業用模型を安定させ，酸化しないように還元炎でろう付けする．

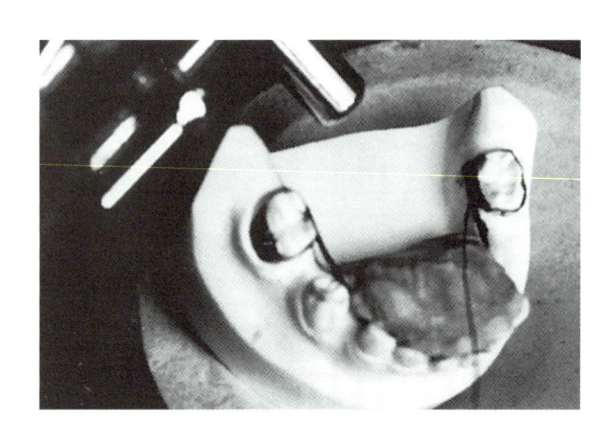

7 研磨・完成

　ろう付け部を形態修正し，維持バンドの酸化膜を除去した後，つや出し研磨を行い完成する．

　維持バンド内面は，口腔内への装着を想定して，つや出し研磨前にアルミナでサンドブラスト処理を行っておく．

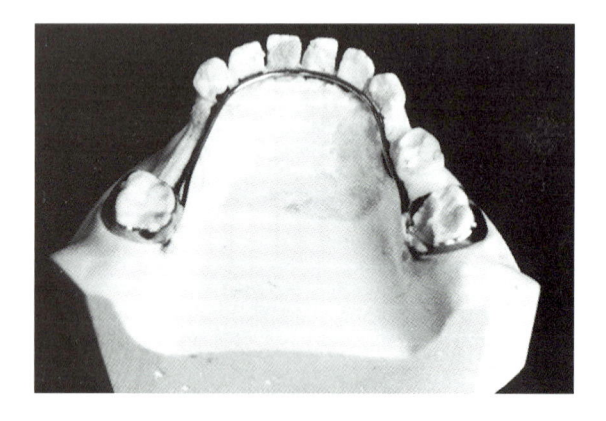

III スペースリゲイナー

〔実習の概要〕

スペースリゲイナーは，齲蝕などによる早期喪失によって，代生歯の萌出の余地が狭められてしまった場合に，必要な生理的空隙まで拡大・回復する装置である．

本装置は，①床，②維持装置，③拡大ネジまたはスプリングによって構成される．

ここでは，第一・第二乳臼歯を早期喪失し，保隙を行わないでいたために第一大臼歯が近心移動を起こしたケースを想定し，第一・第二小臼歯の萌出余地を回復するため，近心移動した第一大臼歯を本来の位置に戻すための装置（スペースリゲイナー）を拡大ネジを用いて製作する方法を習得する．

● 使用材料
(1) 直径 0.7 mm または直径 0.8 mm の矯正用線 (2) 拡大ネジ
(3) ユーティリティワックス (4) ストッピング，パラフィンワックス
(5) 矯正用常温重合レジン (6) レジン分離材

● 使用機器
(1) 実習用シリコーン陰型または実習用混合歯列模型
(2) 鉛筆または油性ペン (3) フィッシャーバー
(4) レジン用筆 (5) ダッペングラスまたはシリコーンカップ
(6) スポイト
(7) 線屈曲用プライヤー（ヤングのプライヤー，アングルのプライヤー）
(8) ワイヤーニッパー (9) 糸ノコギリ
(10) 研磨用具〔タングステンカーバイドバー，ペーパーコーン，シリコーンポイント，レーズ用ブラシ（硬毛・軟毛），バフ〕

Ⅲ スペースリゲイナー

〔製作順序〕

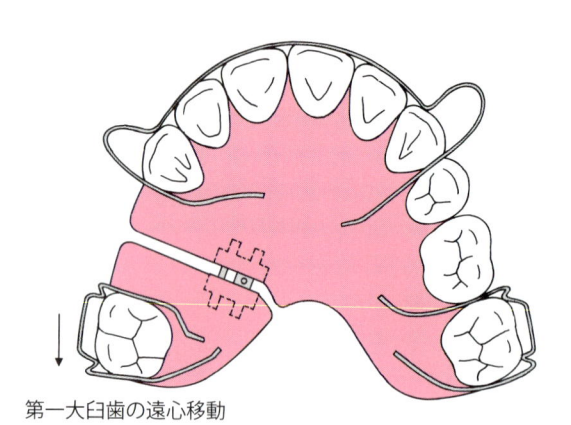

第一大臼歯の遠心移動

❶ 作業用模型の製作

ED|喪失の模型ニッシン D7-So-4B を使用する．作業用模型後面に番号を刻入する．

❷ 外形線の設計

床，拡大ネジ，維持装置の位置と外形線を描記する．

残存歯部の歯頸部は床と接するように設計する．拡大ネジと維持装置の脚部が交差しないように設計する．後続永久歯の萌出部には，拡大ネジ，維持装置の脚部などがこないように設計する．

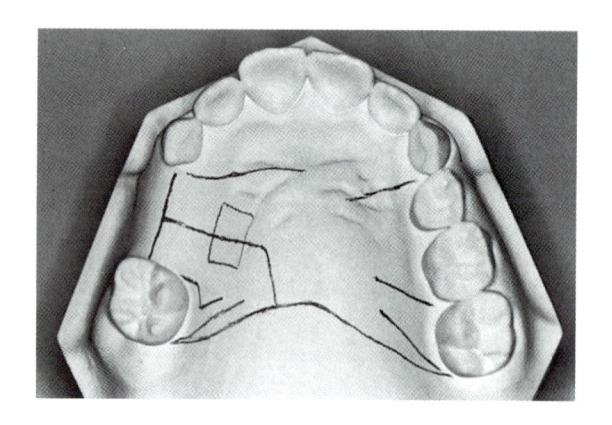

小児歯科技工

Check Point!

アダムスのクラスプのアローヘッド部は，保持できるように作業用模型を削除しておく．

③ 維持装置の屈曲

接歯唇側線は，歯冠唇側面とは点接触し，ループ部および脚部（矢印）では 0.5 mm 程度離れるように屈曲する．

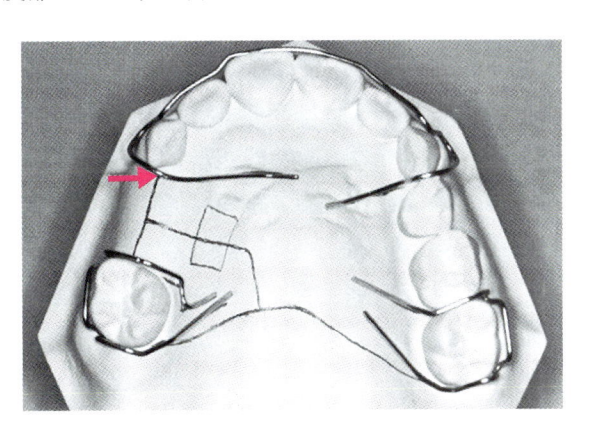

④ 拡大ネジの固定

① 作業用模型との位置関係に注意して，拡大ネジを固定する．フィッシャーバー（#701）を用いて，拡大ネジを固定するための固定用溝（○部）を形成する．

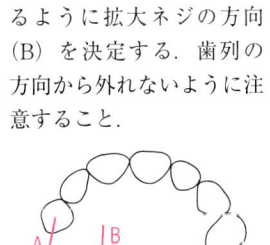

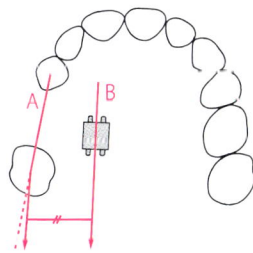

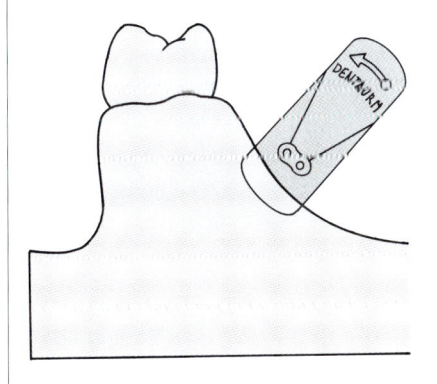

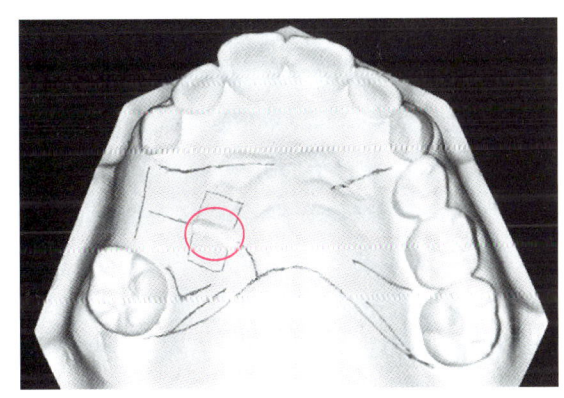

歯列方向（A）に拡大できるように拡大ネジの方向（B）を決定する．歯列の方向から外れないように注意すること．

113

Ⅲ スペースリゲイナー

② 拡大ネジの小翼板を固定用溝に適合させ，パラフィンワックスで固定する．

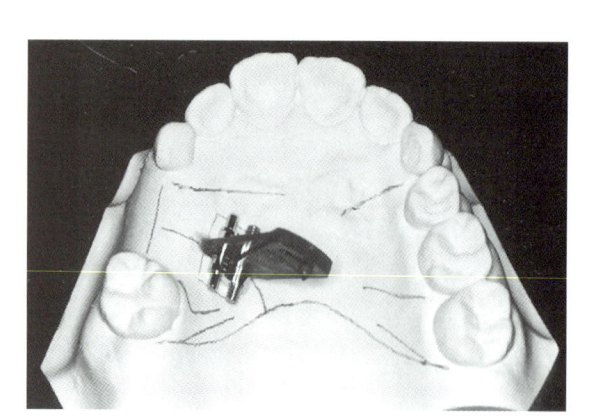

Check Point!
拡大ネジに示されている矢印の方向に注意して固定する．

5 床の重合

① 維持装置をストッピングで留め，後縁をユーティリティワックスでボクシングを行ってから，レジン分離材を塗布する．固定溝にはパラフィンワックスを満たす．

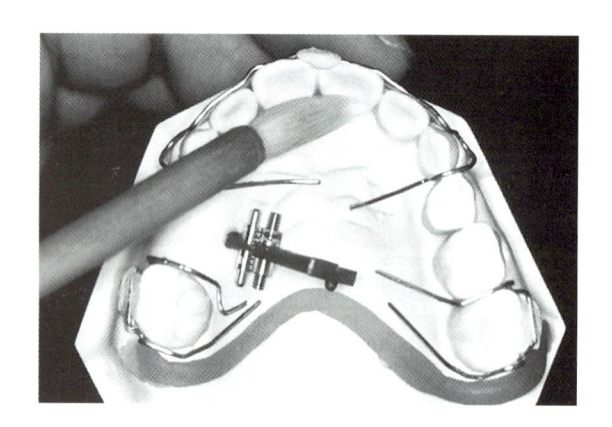

② 矯正用常温重合レジンを用いる場合は，先に粉をおき，後で液をスポイトで滴下する．

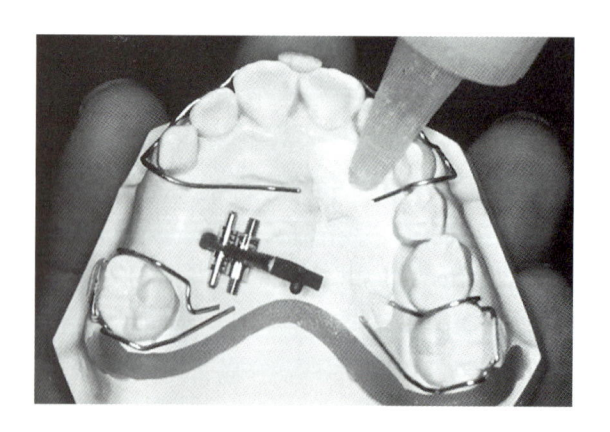

Check Point!

③ スポイトは注入口の比較的狭いものが使いやすい．注入口が広い場合は火炎で調節すればよい．

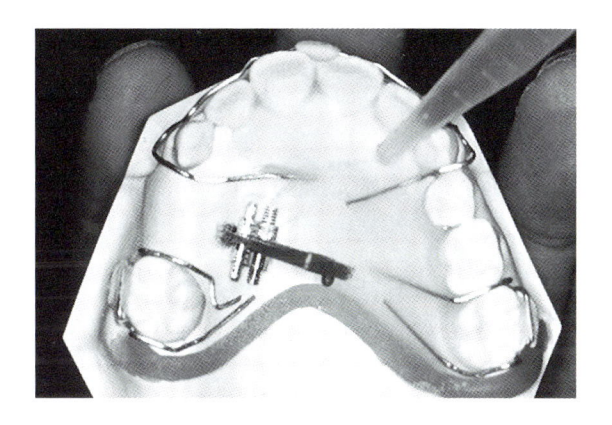

④ レジンの添加は手早く行う．床の厚みは約2.0 mm程度を目安にし，気泡が入らないようにする．

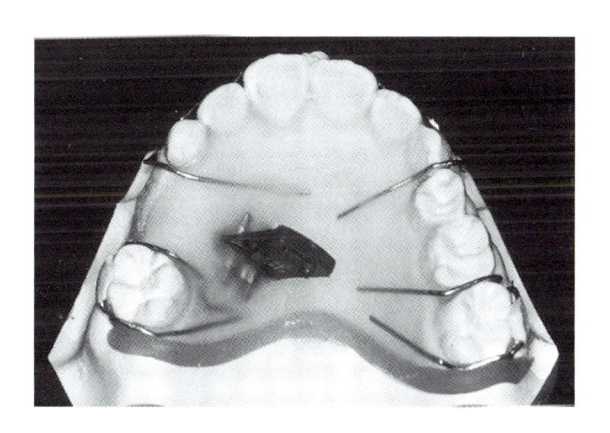

Ⅲ スペースリゲイナー

❻ 床の分割

① レジン床を模型から撤去する前に大翼板を撤去する．

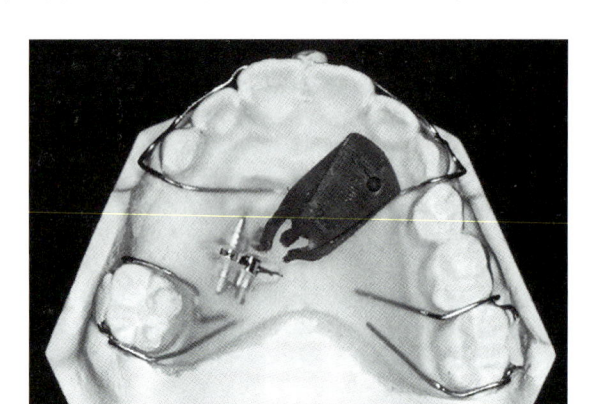

② 作業用模型上でレジン切断部の外形線を写しとる．

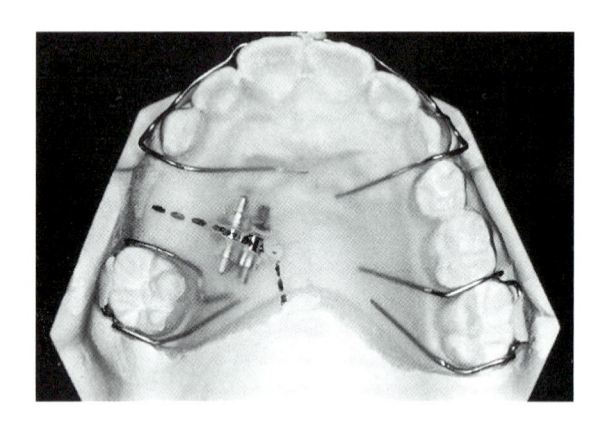

③ 変形しないように作業用模型から床を撤去し，糸ノコギリを用いて，外形線に沿って切断する．

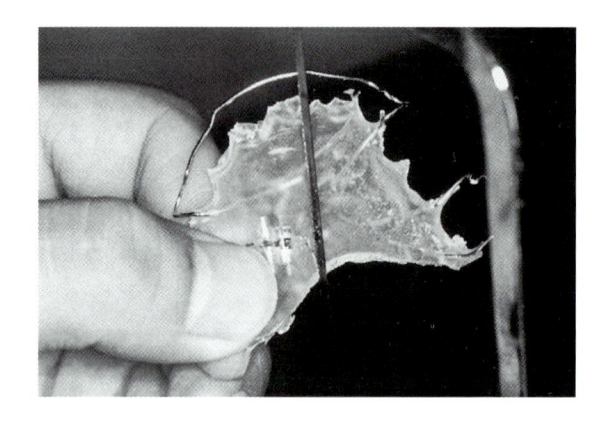

7 研 磨

① レジンの変形を防止するために，作業用模型上で粗研磨を行う．

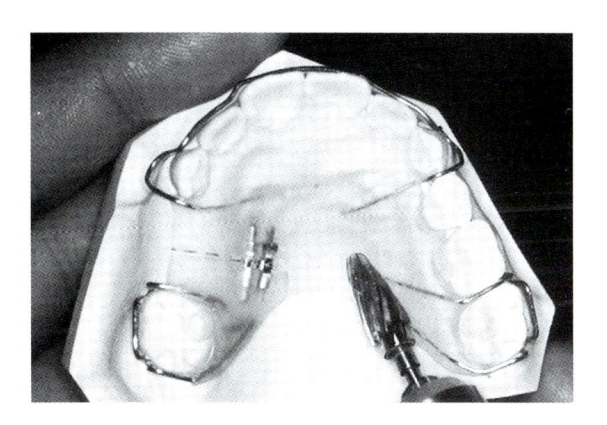

② 切断部の研磨は，ガイドキーで広げてから行う．

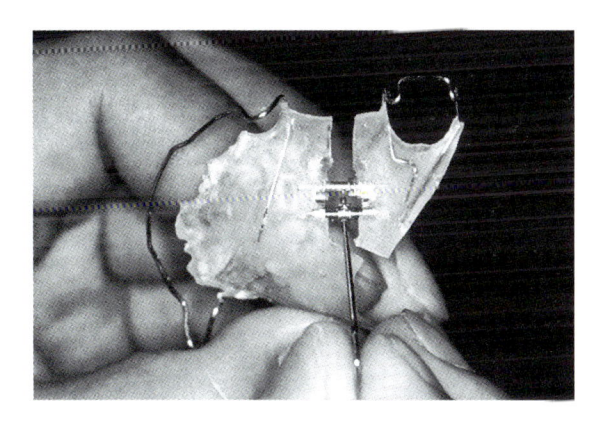

③ 硬毛ブラシを用いて粗研磨を行い，仕上げ研磨を行う．

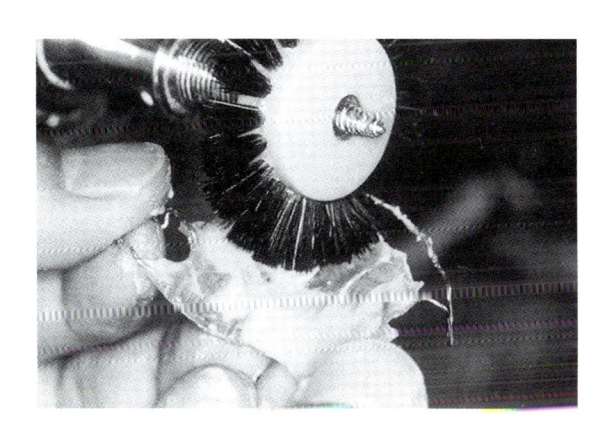

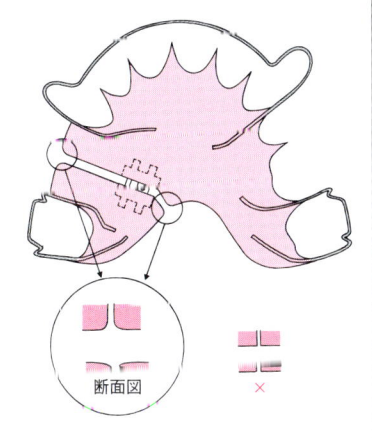

切断部や辺縁の調整は上図のように行う．

断面図

Ⅲ スペースリゲイナー

❽ 完　成

　毎日の拡大操作は，小学校高学年の場合は本人が，幼児の場合は保護者が行う．

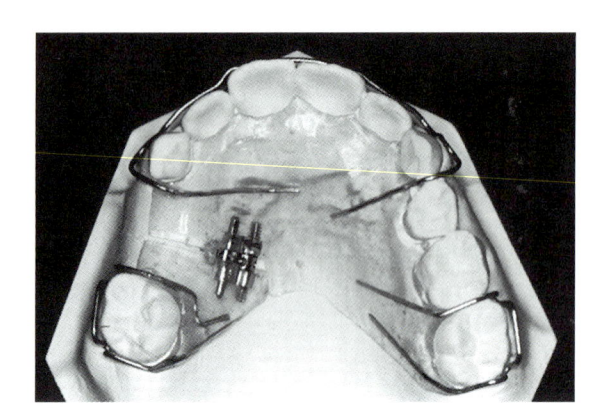

Check Point!

拡大ネジは，通常1/4回転で約0.2mm拡大される．

ガイドキーに長めのひもなどをつけておけば，操作中の誤飲を防ぐことができる．

参考文献

矯正歯科技工

1) 榎　恵監修：歯科矯正学．医歯薬出版，東京，1974．
2) 井上直彦ほか：最新歯科矯正アトラス．医歯薬出版，東京，1975．
3) 滝本和男：歯科技工全書　矯正歯科．医歯薬出版，東京，1976．
4) 全国歯科技工士教育協議会編：歯科技工士教本　矯正歯科技工学．医歯薬出版，東京，1989．
5) 全国歯科技工士教育協議会編：歯科技工士教本　小児歯科技工学．医歯薬出版，東京，1989．
6) 医歯薬出版編：歯科技工講座（1〜7）．医歯薬出版，東京，1976．
7) 滝本和男監修：歯科矯正シリーズ1　反対咬合．医歯薬出版，東京，1976．
8) 三浦不二夫ほか：現代歯科矯正学．医歯薬出版，東京，1971．
9) 高橋新次郎：新編　歯科矯正学．永末書店，京都，1969．
10) 大竹邦明：小児歯科のラボワーク．文京書院，東京，1977．
11) 全国歯科技工士教育協議会編：新歯科技工士教本　矯正歯科技工学．医歯薬出版，東京，2006．
12) 全国歯科技工士教育協議会編：最新歯科技工士教本　矯正歯科技工学．医歯薬出版，東京，2017．

小児歯科技工

1) 黒須一夫ほか：小児歯科実習マニュアル．医歯薬出版，東京，1977．
2) 大阪歯科大学小児歯科学教室：小児歯科模型実習ノート．1972．
3) 岩澤忠正：歯科技術ハンドブック．文京書院，東京，1974．
4) 深田英朗監修：小児歯科のラボ・ワーク．文京書院，東京，1977．
5) 菊池　進，坂井正彦：講座　小児歯科技工学．歯科技工，3：5，1975．
6) 全国歯科技工士教育協議会編：歯科技工士教本　小児歯科技工学．医歯薬出版，東京，1989．
7) 奥野善彦ほか編：歯科技工辞典．医歯薬出版，東京，1991．
8) 全国歯科技工士教育協議会編：新歯科技工士教本　小児歯科技工学．医歯薬出版，東京，2006．
9) 全国歯科技工士教育協議会編：最新歯科技工士教本　小児歯科技工学．医歯薬出版，東京，2017．

矯正歯科技工・小児歯科技工
歯科技工学実習トレーニング

ISBN 978-4-263-43344-7

2011年4月15日　第1版第1刷発行
2024年1月20日　第1版第3刷発行

編　者　関西北陸地区歯科
　　　　技工士学校連絡協議会

発行者　白　石　泰　夫

発行所　医歯薬出版株式会社
〒113-8612　東京都文京区本駒込1-7-10
TEL.（03）5395－7638（編集）・7630（販売）
FAX （03）5395－7639（編集）・7633（販売）
https://www.ishiyaku.co.jp/
郵便振替番号 00190-5-13816

乱丁，落丁の際はお取り替えいたします． 　　印刷・永和印刷／製本・皆川製本所
© Ishiyaku Publishers, Inc., 2011. Printed in Japan

本書の複製権・翻訳権・翻案権・上映権・譲渡権・貸与権・公衆送信権（送信可能化権
を含む）・口述権は，医歯薬出版（株）が保有します．
本書を無断で複製する行為（コピー，スキャン，デジタルデータ化など）は，「私的使用
のための複製」などの著作権法上の限られた例外を除き禁じられています．また私的使用
に該当する場合であっても，請負業者等の第三者に依頼し上記の行為を行うことは違法と
なります．

|JCOPY|＜出版者著作権管理機構 委託出版物＞

本書をコピーやスキャン等により複製される場合は，そのつど事前に出版者著作権管
理機構（電話03-5244-5088, FAX 03-5244-5089, e-mail：info@jcopy.or.jp）の許諾を得
てください．